Abriel

Amalgam – in aller Munde

Amalgam – in aller Munde

Wissenswertes zur Vergiftung mit Quecksilber und anderen Schwermetallen

Von Dr. Dr. habil. Walter Abriel

mit 4 Abbildungen und 4 Tabellen

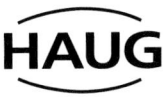

Karl F. Haug Verlag · Heidelberg

Die Deutsche Bibliothek – CIP-Einheitsaufnahme
Abriel, Walter:
Amalgam - in aller Munde : Wissenswertes zur Vergiftung mit Quecksilber und anderen Schwermetallen : mit 4 Tabellen / von Walter Abriel. - Heidelberg : Haug, 1996
    ISBN 3-7760-1555-1

Produkthaftungsausschluß:

Alle in diesem Buch enthaltenen Angaben, Ergebnisse, Behandlungsempfehlungen usw. wurden vom Autor nach bestem Wissen erstellt und von ihm und dem Verlag mit größtmöglicher Sorgfalt überprüft. Gleichwohl sind inhaltliche Fehler nicht vollständig auszuschließen. Daher erfolgen die Angaben usw. ohne jegliche Verpflichtung oder Garantie des Verlages oder des Autors. Sie übernehmen deshalb keinerlei Verantwortung oder Haftung für etwaige inhaltliche Unrichtigkeiten.

Titel-Nr. 2555 · ISBN 3-7760-1555-1
Umschlagfoto: Bildagentur Mauritius, Mittenwald
Umschlaggestaltung: Inside Out, Heidelberg
Druck und Verarbeitung: Druckerei Schreck GmbH & Co. KG, 67489 Maikammer

**Für Ellen Carl
und meine Frau Barbara**

Inhalt

11 Die Politik der Aufsichtsbehörden (BGA, BfArM) ... 111

12 Anhang ... 117

1 Warum dieses Buch?

Zunächst möchte ich nicht über Krankheit schreiben. Denn ist eine Krankheit nicht erst dann eine richtige Krankheit, wenn sie auch von der Umwelt wahrgenommen und akzeptiert wird und das kranke Individuum entsprechend von Familie und nahestehenden Mitmenschen fürsorglich behandelt wird?

Hier ist von Symptomen die Rede, die, zumindest am Anfang, von den wenigsten Mitmenschen registriert werden. Für den Betroffenen hat sich aber etwas verändert: Die Leistungsfähigkeit geht zurück. Bei vielen Aktivitäten, an denen er früher im Familien- oder Freundeskreis mit Begeisterung teilgenommen hat, grenzt er sich zunehmend aus, will seine Ruhe haben.

Dazu kommen im Laufe der Zeit immer mehr Symptome von gesellschaftlich akzeptierten Krankheiten, die eine ärztliche Konsultation erforderlich machen. Doch der Arzt kann mit seinen Untersuchungsmethoden nichts finden, für das er eine wirkungsvolle Therapie anzubieten hätte. Oberflächliches Kurieren der Symptome bringt allenfalls geringe Besserung. Ist man nun wirklich krank? Oder ist alles nur eingebildet, psychisch?

Bei zunehmenden Beschwerden gerät man in eine immer größere Isolation - kein Verständnis mehr am Arbeitsplatz für einen, dessen Arbeit immer mehr die Kollegen übernehmen müssen, aber auch immer weniger Verständnis in der Familie für jemanden, mit dem man nichts mehr anfangen kann.

Bei der zweiten Runde von Arztkonsultationen werden dann immer größere und kostspieligere Diagnosemaschinen aufgefahren. Der Betroffene wird immer ängstlicher, immer kleiner, immer hilfloser.

So mancher Mediziner stößt nun an seine eigenen Grenzen. Als letzte Möglichkeit empfiehlt er eine Gesprächstherapie oder den Aufenthalt in einer Psychosomatischen Klinik.

Endstation. Abgeschoben und unverstanden! War's das jetzt?

Die Beschwerden nehmen zu, ständige Schmerzen und innere Unruhe bei bleierner Müdigkeit. Verurteilt zum Siechtum und keiner merkt's!

Die Zahl der Menschen, die derartiges erleben, nimmt zu. Die Größenordnung ist mit 100.000 bis zu 1.000.000 (für Deutschland) nicht zu hoch gegriffen. Die Dunkelziffer ist enorm.

Denn fast 70.000 Zahnärzte* in Deutschland legen jeden Tag neue Amalgamfüllungen (etwa 40 Millionen im Jahr) und implantieren dazu noch andere Metalle in die Kiefer ihrer Patienten. 90% der Bürger Deutschlands im mittleren Alter haben Amalgamfüllungen im Mund.

Dieses Buch soll die Betroffenen und auch ihre Angehörigen aufklären. Aber aufklären allein wäre zu wenig, vielmehr soll aufgezeigt werden: Sie sind nicht allein, es gibt Tausende, die wie Sie fühlen und glauben, daß sie dem Tod näher sind als dem Leben. Es gibt aber auch schon Tausende, die wissen: Da ist eine Chance! Es gibt ein Licht am Ende des Tunnels, und dieses Licht soll mit der Lektüre dieses Buches sichtbar werden, der Weg aus dem Tunnel heraus in ein neues, lebenswertes Leben kann beschritten werden!

Das vorliegende Buch konnte nur entstehen durch den oft langjährigen Kontakt mit Betroffenen und mit wenigen der Thematik gegenüber aufgeschlossenen Ärzten. Besonders zu erwähnen ist die Tätigkeit der Beratungsstellen für Amalgamvergiftete und hier vor allem die Initiative von Frau Ellen Carl in München/Gräfelfing. Den hervorragenden Arbeiten des Münchener Internisten und Toxikologen Dr. Dr. habil. Max Daunderer verdanken wir eine Reihe von wertvollen Fachpublikationen zu diesem Thema, die bei der Erstellung einiger Kapitel dieses Buches eine Hilfestellung geben konnten. Das mittlerweile zum Standardwerk avancierte Handbuch der Amalgamvergiftung (ecomed-Verlag, Landsberg 1992) sei hier an erster Stelle genannt.

Alle Angaben sind sorgfältig geprüft und geben den neuesten Wissensstand bei der Veröffentlichung wieder. Da sich das Wissen aber laufend weiterentwickelt und vergrößert, muß jeder Anwender prüfen, ob die Angaben nicht durch neuere Erkenntnisse überholt sind. Dazu muß er zum Beispiel bei Behandlungsvorschlägen einen erfahrenen Arzt konsultieren, Beipackzettel zu Medikamenten lesen, Gebrauchsanweisungen und Gesetze beachten.

---

* Die Zahl ist erfreulicherweise rückläufig: Immer mehr Zahnärzte betreiben eine alternative, amalgamfreie Zahnmedizin.

12

Bei den im Text wiedergegebenen Gebrauchsnamen, Handelsnamen, Warenbezeichnungen und dergleichen handelt es sich häufig um gesetzlich geschützte, eingetragene Warenzeichen, auch wenn sie nicht als solche mit ® gekennzeichnet sind.

Ottobrunn, Mai 1996   *Dr. Dr. habil. W. Abriel*

2 Was ist Amalgam?

Der metallische Festkörper ist ein Material, das in der lebenden Natur nicht existiert. Der menschliche Körper reagiert mit Unverträglichkeitsreaktionen. Nichtsdestotrotz werden Metalle in den Körper eingebracht, z.b. als Hilfsmittel in der Orthopädie, als „Spirale" zur Empfängnisverhütung und, was hier besonders beachtet werden soll, als Füll- und Aufbaumaterial in der Zahnprothetik.

Zahnamalgam ist das einzige Arzneimittel, das trotz erheblicher Gesundheitsgefahren seit vielen Jahrzehnten praktisch unverändert angewandt wird. Mit großem Verharmlosungsaufwand wird es aus rein finanziellen Gründen oft gegen den Widerstand der Patienten selbst Kindern verpaßt. Selbstverständlich gibt es kein 100%iges Heilmittel, irgendwelche Nebenwirkungen müssen immer in Kauf genommen werden. Aber diese gilt es sorgfältig abzuwägen und dabei ist aus medizinischer Sicht ein alternatives Füllmaterial, das heute zur Verfügung steht, in jedem Falle vorzuziehen (siehe Kapitel 5).

Nach eingehenden wissenschaftlichen Prüfungen wurde Amalgam 1988 in Japan verbannt - die Zahnärzte legen dort gegen bessere Bezahlung alternative Kunststoffe. Das Festhalten an einem Uralt-Arzneimittel, das früher nur für einen einzigen Zahn mit Karies bis zu seinem Ausfallen gedacht war, ist nicht zu verstehen.

Ärzte und Zahnärzte werden seit vielen Jahren mit Beschwerden von Patienten mit Amalgamfüllungen konfrontiert. Da die Quecksilberwerte nur in den ersten Tagen nach Einsetzen der Füllungen mit 5-40 µg/l im Urin erhöht sind, dachte man dabei lediglich an Überempfindlichkeitsreaktionen.

Immer mehr Patienten geben jedoch in Anamneseerhebungen an, daß Monate bis Jahre nach Einsetzen mehrerer Amalgamfüllungen eine Leidensgeschichte begann, die nach Einsetzen weiterer Füllungen oder spätestens nach zehn Jahren deutlich schlimmer wurde. Die Dunkelziffer der unwissend nicht dem Zahnmetall zugeschriebenen und deswegen fehlbehandelten Beschwerden bewegt sich in Deutschland sicher in der Größenordnung von 10 Millionen - die wahren Ursachen werden wegen der Ignoranz der Schulmedizin oft nicht erkannt. Dies bezieht sich nicht nur auf Patienten mit zusätzlichen Gold- oder anderen Metallprothesen, bei denen man schon allein aufgrund der elektrochemischen Situation (Batterie) mit entsprechenden Reaktionen rechnen muß (erhöhte Konzentration der Amalgambestandteile im Speichel). Nach Entfernen der Amalgamfüllungen bessern sich die Beschwerden erst nach Jahren. Dabei ist eine beträchtliche Zahl von irreversiblen Schäden wie Polyneuropathien und Tumoren zu verzeichnen. Diese Erhebungen basieren auf der Erfahrung von über 10.000 Patienten in der Praxis von Dr. Max Daunderer und den diversen Beratungsstellen für Amalgamvergiftete, wobei hier nur die etwa 30.000 Beratungsfälle (in fünf Jahren) der Münchener Initiative von Ellen Carl beispielhaft erwähnt werden.

2.1 Herstellungsprozeß und Materialien

Amalgame, von arabisch *al-malgam* = erweichende Salbe, ist die Bezeichnung für die flüssigen oder festen Legierungen des Quecksilbers mit anderen metallischen Elementen oder Legierungen.

Die Metalle eines Legierungspulvers werden gewogen, geschmolzen und in Formen gegossen, diese anschließend zu Spänen, Nadeln oder Körnern zerkleinert. Diese Legierung wird nun in der Zahnarztpraxis amalgamiert oder trituriert: Darunter versteht man die Mischung von Legierungspulver oder -spänen mit Quecksilber, so daß eine silberhelle, glänzende, plastische Masse entsteht. Dies geschieht heute in der Regel maschinell. Kupferamalgame müssen erwärmt und mit einem Mischgerät plastifiziert werden.

Für die konventionellen Amalgame (γ-2-haltige Amalgame) wird für den einzusetzenden Legierungsbestandteil folgende Zusammensetzung angegeben:

Tab. 1

Element	Elementsymbol	Anteil (%)
Silber	Ag	min. 65
Zinn	Sn	max. 29
Kupfer	Cu	max. 6
Zink	Zn	max. 2
Quecksilber	Hg	max. 3

16

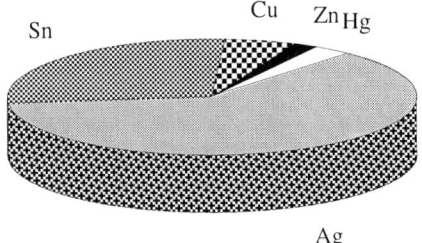

Sn   Cu   Zn Hg

Ag

Abb. 1

In dieser Ausgangslegierung liegt stets die γ-Phase Ag₃Sn als Hauptbestandteil vor. Daneben entsteht nach dem Anmischen mit Quecksilber die γ-2-Phase Sn_7Hg. Letztere ist wegen ihres hohen Zinngehalts wenig korrosionsbeständig. Nachdem das BGA diese sogenannten gamma-2-haltigen Amalgame mit Wirkung vom 1.3.1992 nicht mehr zugelassen hat, wurde diese Maßnahme als wesentlicher Akt zur Reduzierung des Anteils an toxischen Bestandteilen der Amalgame verkauft. Der Anteil des Korrosionsprodukts Zinn ging zwar zurück, bezüglich der Gefährdung durch Quecksilber hat sich aber keine wesentliche Veränderung ergeben.

Für die neueren, sogenannten gamma-2-freien Amalgame, werden z.B. für ein kupferreiches Amalgam folgende Legierungsbestandteile angegeben:

Tab. 2

Element	Elementsymbol	Anteil (%)
Silber	Ag	70
Zinn	Sn	18
Kupfer	Cu	12

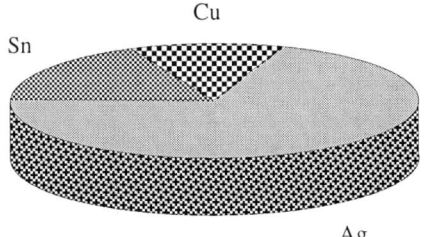

Cu

Sn

Ag

Abb. 2

17

Nach der Trituration, dem Mischen der Legierung mit Quecksilber, das mit einem Anteil von mindestens 50% in der zu verabreichenden plastischen Masse enthalten ist, wird diese gleichmäßig und kraftvoll in kleinen Portionen in die vorbereitete (ausgebohrte) Kavität gebracht. Dabei wird Schicht um Schicht gestopft, um eine sogenannte Zwiebelschalenform zu erreichen. Eine Überfüllung ist notwendig, da andernfalls immer Füllungsränder und Kanten minderwertiger Struktur entstehen.

Sobald die Trituration beendet ist, beginnt das Amalgam zu erhärten, was auch „Abbinden" genannt wird. Es wird berichtet, daß bei einer Temperatur von 30-35°C in der Mundhöhle die Erhärtung der oberflächlichen Schichten einige Tage und die des Kerns der Füllung bis zu Monaten dauert. Hierbei verdampft viel Quecksilber, wird eingeatmet und über die Mundschleimhaut in den Organismus transportiert.

Beim Polieren der Füllungen, das in der Regel frühestens am folgenden Tag erfolgt, werden erhebliche Mengen Quecksilber- und Zinndämpfe frei.

2.2 Amalgam im menschlichen Körper: Eine ständig sprudelnde Giftquelle

Quecksilber aus Amalgam-Zahnfüllungen nimmt der Körper auf als

- Metall und Ion über den Boden der Füllungen (Blutgefäße im Zahn) und durch die Schleimhäute
- Dampf über die Lunge und die Schleimhäute. Eingeatmete Gifte wirken um den Faktor 1000 giftiger als verschluckte. Über die Atmung wird auch das Personal der Zahnarztpraxis vergiftet. Beim Entfernen alter Amalgamfüllungen ohne Schutzmaßnahmen ist dieser Vergiftungsweg für den Patienten gegenüber dem Verschlucken von Füllungsbruchstücken die Hauptgefahrenquelle!
- in allen Formen über den Magen-Darm-Trakt
- durch direkten Transport über den Mund-Nasen-Raum ins Gehirn

Die Amalgamvergiftung ist eine Mischvergiftung mit uneinheitlichem Bild, da auch die Zahnärzte keine standardisierten Verfahren und

Materialien benutzen. Vereinfachend von einer Quecksilbervergiftung zu sprechen ist falsch. In der toxikologischen Literatur werden insbesondere die Zinnvergiftungen außerordentlich gefürchtet. Zinn wird ebenso wie Quecksilber in das hochgefährliche, weil fettlösliche, organische Zinn verwandelt, dessen einfachste Vertreter das Methyl-Zinn bzw. das Methyl-Quecksilber sind. Auch die organischen Kupfer- und Silberverbindungen sind bei chronischer Aufnahme gefährlich. Kupferverbindungen sind für Fische und Säugetiere hochgiftig. Amalgamvergiftete leiden an zum Teil sehr großen Kupferdepots, die etwa nach einer Ausleitung mit DMPS mit bis zu 8.500 µg/l Urin (normal: bis 50 µg/l) nachgewiesen werden können (Erläuterungen dazu siehe Kapitel 4).

Im Vergleich zur täglichen Nahrungsaufnahme von 2,3 µg Quecksilber wurde nachgewiesen, daß von zwei Amalgamfüllungen mit je 1 cm² Oberfläche pro Tag mehr als 17mal soviel Quecksilber abgegeben wird. Im WHO-Bericht von 1990* wird die Abgabe aus Amalgamfüllungen mit 3,8 bis 21 µg/Tag angegeben

Der Grenzwert für alle vier Elemtente (Ag, Cu, Hg, Sn) ist unbekannt, da sich ihre toxischen Wirkungen nicht nur addieren, sondern potenzieren, d.h. vervielfachen. Bei Mischvergiftungen mit wechselnden Zusammensetzungen kann es keine kalkulierbaren Grenzwerte geben.

2.3   Einmal Amalgam - immer Amalgam

Das ständig aus den Amalgamfüllungen austretende Gift belastet den Körper ohne Pause. Durch den normalen Stoffwechsel werden zwar Körpergifte wieder ausgeschieden - dies erfolgt besonders gut beim Schwitzen –, aber diese Ausscheidung ist im Vergleich zur ständig neuen Giftzuführung praktisch zu vernachlässigen.

Wie der Gynäkologe und Umweltmediziner Prof. V. Zahn, Straubing, berichtet, kann sich eine Frau mit einer Schwangerschaft entgiften - was makaber klingen mag. Aber es sind Fälle bekannt, wo diese Übertragung der Schwermetalle aus dem Amalgam schon in der

---

*) WHO, World Health Organization: Inorganic Mercury. Environ. Health Crit. 118, Geneva (1991).

dritten Generation stattgefunden hat. Dabei ist ein Zunehmen der Vergiftungsbeschwerden, da auch noch immer neue Füllungen gelegt wurden, von Großmutter zu Mutter und zu Kind zu registrieren. Die Vergiftungssymptome treten dabei schon in jüngeren Jahren auf als bei der vorangehenden Generation.

Der Körper legt Giftdepots an: im Gehirn, entlang der Nervenbahnen, in den Organen und im Kieferknochen. Eine vollständige Entgiftung ist auch nach dem Entfernen aller Amalgamfüllungen kaum möglich, denn letzteres verhindert nur die Neuaufnahme. Die Schwermetalldepots im Körper wirken weiter und beschleunigen seinen Verfall. Nur die Entgiftung mittels Komplexbildner (siehe Kapitel 4) kann zu einer spür- und meßbaren Entlastung führen. Leider gibt es aber auch Fälle, wo die Vergiftung bereits so massiv und so lange stattgefunden hat, daß schon nicht mehr zu reparierende Schäden zurückgeblieben sind.

2.4 Gefährdung des Personals in einer Zahnarztpraxis

Von dem Lübecker Pathologen Professor Haug ist eine Studie bekannt, wonach die Lebenserwartung von Zahnärzten bei 55 Jahren liegt. Im Gegensatz dazu kann ein Dirigent mit einer Lebenserwartung von 85 Jahren rechnen. Bei ersteren wird die höchste Suizidrate aller Berufsgruppen ermittelt - der Suizid kann als Folge des jahrelangen Kontaktes mit Quecksilberdämpfen angesehen werden.

In einem Beitrag in der Zeitschrift Artikulator (**30**, 11-12 von 1989) berichten die Autoren G. Böhmer und B. Hahn unter dem Titel „Quecksilber-Mobilisation mit dem Komplexbildner DMPS bei ärztlichem und zahnärztlichem Personal im Vergleich" über eigene Arbeiten.

Zitat: Die Untersuchung des Personals einer Praxisgemeinschaft in Frankfurt mit einer allgemeinärztlichen Praxis einerseits und einer Zahnarztpraxis andererseits kommt zu eindeutigen Ergebnissen: Nach Verabreichung von DMPS (siehe Kapitel 4) kommt es zu einer erhöhten Ausscheidung von Quecksilber im Urin, welche bei allen Beschäftigten mit der Zahl der Amalgamfüllungen deutlich zunimmt. Beim zahnärztlichen Personal ist darüber hinaus eine gegenüber dem ärztlichen Personal ungefähr verdoppelte bis verdreifachte Quecksilberausscheidung nachweisbar.

Die Mehrzahl unserer Zahnärzte sind aber leidenschaftliche Amalgambefürworter. Wie paßt das zusammen? Siehe dazu auch die Fallbeschreibung Ingrid (Kapitel 7).

2.5 Ermittlungsverfahren wegen Körperverletzung

Viele Amalgamgeschädigte haben sich einem Ermittlungsverfahren gegen Verantwortliche der Firma DEGUSSA AG angeschlossen, das wegen Körperverletzung im Zusammenhang mit der Herstellung und dem Vertrieb von Amalgam und anderen Zahnmetallen unter dem Aktenzeichen 65 Js 17084.4/91 bei der Staatsanwaltschaft am Landgericht Frankfurt am Main anhängig ist. Betroffene schließen sich dem Verfahren an mit einem Brief an den Staatsanwalt Dr. Erich Schöndorf Konrad-Adenauer-Straße 20 (Gebäude C), D-60313 Frankfurt (M).

Die Firma DEGUSSA hat mittlerweile die Produktion von Amalgamen (Legierungspulver) eingestellt.

3 Was tun, wenn man Amalgam im Mund hat?

Sicher können viele Menschen mit ihren Amalgamfüllungen ganz gut leben: Die im 6. Kapitel aufgezählten Symptome werden noch nicht oder nur ganz schwach wahrgenommen. Eine Therapieresistenz bei relativ „einfachen" Erkrankungen (schon mehrere Therapievorschläge des Arztes oder der Ärzte führten zu keiner Besserung) ist noch nicht erlebt worden.

Diesen Amalgamträgern kann man nur raten, nicht wegen der Meldungen über die Giftigkeit des Amalgams in Panik zu geraten. Völlig falsch wäre die schnelle Entfernung aller Amalgamfüllungen, denn mit dem Herausbohren ohne Schutzmaßnahmen werden die Amalgambestandteile in erhöhtem Maße in den Körper gelangen.

Daher ist folgendes zu empfehlen: langsame und schonende Entfernung des Amalgams; bei mehreren Füllungen die Entfernung auf mehrere Sitzungen mit möglichst großem zeitlichen Abstand (mindestens ein Monat) verteilen.

Dabei ist zu berücksichtigen: Wenn eine Amalgamfüllung entfernt wird, dann soll sie vollständig entfernt werden! Nach der Erfahrung der Amalgamgeschädigten befinden sich in 90% der Fälle auch unter Kronen und Brücken noch Amalgamreste (Batterie-Effekt), was als beschämender Beweis für die „gewissenhafte und akkurate Arbeit" vieler Zahnärzte zu sehen ist. Außerdem können auch Zahnwurzeln mit Amalgam gefüllt sein; hier ist nur die vollständige Entfernung des Zahnes zu empfehlen.

Die Arbeiten sollten unbedingt die folgenden Schutzmaßnahmen vorsehen:

- Abdeckung der Mundhöhle mit einem Gummituch (Kofferdam), so daß nur der zu bearbeitende Zahn zugänglich ist. Die Mundschleimhaut wird so vor der Aufnahme von giftigen Quecksilber- und Zinndämpfen geschützt. Nach Daunderer entspricht das ungeschützte Entfernen von Füllungen einer Vergiftung wie bei einer zehnjährigen Liegedauer; als unmittelbare Folge können Seh-, Sprech-, Hörstörungen und Lähmungen auftreten (siehe auch: Amalgam-Kontraindikationen [3.2]). Der Kofferdam ist aus widerstandsfähigem und

23

reißfestem Latexgummi hergestellt (von Hygenic Corp., Akron, Ohio/USA).

- Für den Patienten soll das Einatmen von Sauerstoff über eine Brillenmaske erfolgen.
- Bei geringer Bohrerdrehzahl soll reichlich Wasser zugeführt werden.
- Gasmaske(n) mit Quecksilberdampffilter für das behandelnde Personal.

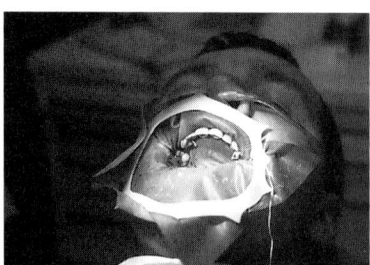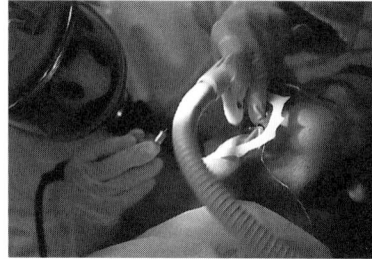

Abb. 3 und 4: Applikation eines Kofferdams. Der Patient wird über die Nase beatmet; auch der Zahnarzt ist mit entsprechendem Atemschutz ausgerüstet. (Abb. wurden zur Verfügung gestellt von Dr. med. dent. Klaus Kreger, 82110 Germering)

Sofort nach dem Herausbohren des Amalgams soll der Patient mit 1 Ampulle Natriumthiosulfat 10% zuerst den Mund spülen, dann den Rest trinken.

Die Zahnwunden sollen provisorisch mit Zement (Seitenzahnbereich, Kauflächen) oder im Frontzahnbereich mit lichtgehärtetem Kunststoff gefüllt werden. Die sofortige Versorgung mit Metallinlays und -kronen (auch nicht mit Gold!) ist wegen der nach wie vor vorhandenen Kieferdepots nicht empfehlenswert. Eine Entgiftung wird durch das vorschnelle Einbringen von Metallen in den Kiefer zumindest erschwert. Lassen Sie sich von Ihrem Zahnarzt grundsätzlich schriftlich das verwendete Material bestätigen!

Vor der Amalgamentfernung sollte eine Röntgen-Panorama-Aufnahme des ganzen Kiefers angefertigt werden. Ärzte, die mit der Problematik der Amalgamvergiftung vertraut sind (zur Zeit noch sehr wenige) erkennen anhand dieser Aufnahmen

- Schwermetalldepots im Kiefer,
- gefüllte Zahnwurzeln / tote Zahnwurzeln,
- Zysten, Granulome, Eiterherde, entzündliche Prozesse.

Gegebenenfalls sollte wegen dieser Schäden ein Kieferchirurg konsultiert werden. Wurzeltote und wurzelbehandelte Zähne sind nach der Meinung von einigen Fachärzten (z.b. Dr. M. Daunderer) Zeitbomben, die gezogen werden müssen.

Die provisorischen Zahnfüllungen sollten möglichst lange im Mund bleiben. Erst nach der weitgehenden Entgiftung des Körpers (siehe Kapitel 4) kann der Patient daran denken, die Provisorien gegen eine Langzeitlösung (Dauerfüllungen, Kronen) auszutauschen. Dafür ist ein toxikologisch und allergologisch verträgliches Material zu wählen (siehe Kapitel 5).

3.1 Kaugummitest

Vor der Amalgamsanierung dient der Kaugummitest zum Nachweis, welchen Belastungen mit giftigen Metallen der Organismus über deren Gehalt im Speichel ausgesetzt ist. Dieser Test dient gegenüber den Amalgambefürwortern auch als Beweis, daß die Schwermetalle nicht aus der Nahrung aufgenommen werden, sondern aus den Zahnfüllungen stammen.

Die Differenz zwischen dem Quecksilber- bzw. Zinngehalt im Spontanspeichel und unter 10minütigem Kaugummikauen gibt einen Anhalt über den Abrieb aus den Amalgamfüllungen. Daunderer gibt an, daß bei diesem Experiment bis zu 32.000 µg/l Quecksilber und 250 µg/l Zinn gemessen wurden. Die Mobilisationswerte im DMPS-Test (siehe Kapitel 4) korrelierten mit den Meßdaten des Kaugummitests.

Durchführung: In einem Labor, das für derartige Tests ausgerüstet ist und die notwendige Erfahrung besitzt (siehe Kapitel 12), werden die Teströhrchen bestellt. Vor dem Test muß der Patient nüchtern bleiben. Zuerst wird das Röhrchen I mit ca. 5 ml Speichel gefüllt (Spontanspeichel). Danach wird 5 bis 10 Minuten lang ein zuckerfreier Kaugummi intensiv gekaut. Die amalgamgefüllten Zähne sollten dabei die Hauptkauarbeit leisten. Während des Kauens wird ständig Speichel im Röhrchen II gesammelt, bis wiederum eine Menge von 5 ml zusammengetragen ist. Die Röhrchen werden nach Beendigung der Prozedur an das Labor zurückgesandt, das eine Messung des Gehalts an Quecksilber und Zinn vorzunehmen hat. Das Untersuchungsergebnis wird in der Regel nach einigen Wochen erhalten.

Wenn die Quecksilbermenge im Speichel II mehr als 0,5 µg/l über der von Speichel I liegt, oder wenn bereits im Speichel I mehr als 0,5 µg/l zu finden ist, bedeutet dies, daß die Amalgamfüllungen größere Mengen des Schwermetalls abgeben und somit zur Vergiftung des Körpers beitragen. Die Messung des Zinns erfolgt in erster Linie um nachzuweisen, daß die Schwermetallbelastung vom Amalgam herrührt. Daunderer gibt an, daß Vergiftungssymptome bei Konzentrationen über 15 µg Zinn/l Speichel auftreten, der Normalwert für das Element Zinn im Speichel II beträgt weniger als 2,7 µg/l (siehe auch Tabelle Grenzwerte im Kapitel 4.3).

Der Amalgamträger verschluckt also ständig Gift. Da der Mensch etwa 2 Liter Speichel täglich produziert, kann die Jahresaufnahme bis zum 730fachen des gemessenen Wertes betragen. Eine derart belastete Trinkwasserquelle würde von seiten der Behörden gesperrt werden, aber eine solche Giftfracht im Speichel ist für die Gesundheitsbehörden und Krankenkassen kein Grund, das Amalgam als Zahnfüllstoff ausdrücklich zu verbieten.

Im Schnitt wird eine Amalgamfüllung nach sechs Jahren schadhaft - und wird in der Regel erneuert. Eine Füllung enthält im Durchschnitt 2,5 g Quecksilber, eine Dosis, die bei einmaligem Einatmen tödlich wäre. Langsam und stetig eingeatmet können die im Kapitel 6 genannten Schäden auftreten.

3.2 Amalgam-Kontraindikation

Obwohl Quecksilber nachweislich ein Nerven- und Immungift ist und karzinogen (krebsfördernd), teratogen (Förderung von Mißbildungen) und mutagen (Änderung der Erbinformation der Zellen) wirkt, wurde bisher keine Kontraindikation für Amalgam, das ja zu mehr als 50% aus Quecksilber besteht (siehe Kapitel 2), angegeben. Grundsätzlich sollte bei jeder Erkrankung des Nerven- und Immunsystems kein Amalgam im Mund verbleiben. Auf jeden Fall sollten Patienten mit solchen Erkrankungen und auch Kranke mit

Multipler Sklerose, Morbus Alzheimer, Myositis, plötzlicher Erblindung, Ertaubung, amyotroper Lateralsklerose, AIDS, Colitis ulcerosa, Anorexie, Morbus Crohn, rez. Sinusitiden, Bronchitiden, gehäuften Infekten, gehäuften Durchfällen, Depression, Morbus Parkinson, Embolien, Herz-Rhythmusstörungen, Infarktgefahr, Apoplexiegefahr, Aneurysmen, Parästhesien, Gangstörungen und Hyperthyreose (Erklärung von medizinischen Begriffen siehe Kapitel 13)

zunächst eine Entgiftungsbehandlung bekommen (siehe Kapitel 4) und sich erst dann das Amalgam entfernen lassen. Zu all diesen oben genannten Diagnosen liegen den toxikologisch gebildeten und entsprechend handelnden Ärzten bisher positive Erfahrungen bei Entgiftung durch Mobilisation und Amalgamentfernung vor.

3.3 Alptraum Zahnarzt

Der Gang zum Zahnarzt ist bei sehr vielen Patienten mit Ängsten verbunden. Wohl niemand wird eine zahnärztliche Behandlung, bei der in einer Art Umklammerung mit martialischen Instrumenten am und im Kopf gearbeitet wird, als besonders angenehm empfinden. Der Patient ist also froh, wenn die leider notwendige Angelegenheit schnell und möglichst schmerzlos vorbei ist.

Da Amalgamfüllungen relativ schnell gelegt werden können, ist mit der (oft noch nicht spürbaren) Vergiftung, trotz aller Aufklärung, zumindest kurzfristig für manchen Zahnpatienten noch das kleinere Übel zu ertragen. Und dann wird hier ein Kofferdam und eine Sauerstoffmaske bei der Entfernung der alten Füllungen empfohlen? Ist das überhaupt auf dem Marterinstrument Zahnarztstuhl zu ertragen?

Ja! Denn die Alternative, das vielleicht langsame Siechtum mit steter Verringerung der Lebensqualität, sollte diese vorübergehende Unannehmlichkeit wert sein! Amalgamvergifteter zu sein ist keine vorübergehende Unannehmlichkeit!

4 Nachweis der Vergiftung und das Verfahren der Entgiftung

Nachdem bereit im 3. Kapitel der Kaugummitest als erste Maßnahme zum Nachweis der Giftabsonderung aus den Amalgamfüllungen erwähnt wurde, sollen nun die Entgiftungsmaßnahmen und die Nachweismethoden mit sogenannten Komplexbildnern diskutiert werden.

Nach der Entfernung von Amalgamfüllungen bessern sich die Beschwerden oft noch nicht, da die bereits aufgenommenen Schwermetalle in den Organen, im Muskelgewebe, im Bindegewebe, entlang den Nervenbahnen und im Gehirn gespeichert werden. Um die Giftkonzentration im Körper zu senken, müssen diese Speicher (Depots) mit einem Gegengift mobilisiert, d.h. zur Ausscheidung gebracht werden. Die Ausscheidung kann über eine Laboranalyse des Urins oder des Stuhls analysiert werden.

Diese Behandlung ist gleichzeitig Test und Therapie: Durch die Mobilisation werden die Schwermetalle ausgeschieden, was für eine Besserung der Beschwerden notwendig ist; das Messen der ausgeschiedenen Giftmenge ist außerdem Vergiftungsnachweis und als Therapiekontrolle wichtig.

Bei gravierenden Symptomen (siehe Kap.3.2) sollte die Giftmobilisation auch schon vor der Zahnsanierung erfolgen.

4.1 Was ist DMPS?

Als wirkungsvollstes Entgiftungsmittel bei Schwermetallvergiftungen hat sich in den letzten Jahren die Substanz DMPS bewährt. Diese Buchstabenkombination ist die Aneinanderreihung der Initialen des systematischen Namens der chemischen Verbindung

(R,S)-2,3 - Di-Mercapto-Propan-1-Sulfonsäure (Natriumsalz mit 1 mol Kristallwasser).

DMPS ist in der Lage, mit Schwermetallen wie Quecksilber, Kupfer, Zinn und anderen sogenannte Chelat-Komplexe zu bilden. Diese Komplexe zeichnet eine sehr feste Bindung zwischen den Schwefelatomen des DMPS und den Schwermetall-Atomen aus. Damit kann das DMPS die Schwermetalle aus deren Bindung zu den biologischen Systemen (siehe 6.1) entreißen. Mit der Sulfonsäuregruppe ist dieser Komplex wasserlöslich und kann über die Nieren ausgeschieden werden. Damit ist die Konzentration der Schwermetalle im Urin meßbar und ein Rückschluß auf den Umfang der Vergiftung des Körpers möglich.

4.2 Durchführung

Am wirkungsvollsten ist die intravenöse Injektion des Wirkstoffes, was von jedem Arzt vorgenommen werden kann. Verschiedene Formen sind im Handel: Einmal als DMPS-Heyl, eine Ampulle zu 250 mg. Hersteller ist die Firma Heyl, Chemisch-Pharmazeutische Fabrik GmbH & Co. KG in 14167 Berlin, Goerzallee 253 (Tel.: 030-81696-0). Üblicherweise wird die Ampulle rezeptiert und der Patient kann das Präparat bei jeder Apotheke zumindest bestellen. Achtung! Entgiftung ist eine Kassenleistung! Weiter befindet sich noch ein billigeres, aber nicht so hoch konzentriertes russisches Präparat mit dem Namen Unithiol am Markt, das zum Beispiel über die Schützen-Apotheke in München erhältlich ist (Tel.: 089-557661).

Von einem kundigen Labor (Adressen siehe Kapitel 12) sollten vorher die notwendigen Urin-Probengefäße für den DMPS-Test angefordert werden. Vor der Injektion sollte die Blase ganz entleert werden (Probengefäß Urin I, vor DMPS, etwa 10-20 ml Urin sammeln). Langsam intravenös injiziert werden dann 3 mg DMPS/kg Körpergewicht (bei Erwachsenen eine Ampulle). Danach sollte der Patient etwa 150 ml Wasser trinken, um nach 30 - 45 Minuten wieder den Urin zu sammeln (Probengefäß Urin II, nach DMPS).

Die Proben werden an das Labor gesandt und untersucht auf:

1. Zink und Selen (Urin I) sowie
2. Quecksilber, Kupfer, Zinn (und eventuell Cadmium) aus Urin II.

4.3 Beurteilung der Laborergebnisse

Die folgende Tabelle faßt die Grenzwerte zusammen, die allenfalls für Gesunde tolerierbar sind - für Kranke gibt es keine Grenzwerte! Die angegebenen Werte sind Normalwerte, die bei einem Kollektiv von 50 amalgamfreien Patienten gefunden wurden. Angaben siehe auch: Mitteilungen der Laborärzte Dr. Schiwara et al., 28537 Bremen; Daunderer, Handbuch der Amalgamvergiftung, ecomed. Landsberg (1992).

Tab. 3

Element	Symbol	Urin I (vor DMPS)	Urin II (nach DMPS)	Speichel (Kaugummitest)
Arsen	As		< 25 µg/g Krea.	
Blei	Pb		< 150 µg/g Krea.	
Cadmium	Cd		< 5 µg/g Krea.	
Kupfer	Cu		< 500 µg/g Krea.	< 2,7 µg/l
Quecksilber	Hg		< 50 µg/g Krea.	< 0,5 µg/l
Selen	Se	5-30 µg/l		
Silber	Ag			< 2,7 µg/l
Zink	Zn	140-270 µg/l		
Zinn	Sn		< 15 µg/g Krea.	< 2,7 µg/l

Zur Vereinheitlichung erfolgt bei Urinproben ein Umrechnen der Dimension von µg/l (Mikrogramm pro Liter) in µg/g (Mikrogramm pro Gramm) Kreatinin unter Berücksichtigung des Kreatininwertes (angegeben in g/l Urin). Rechengang: Angabe µg/l dividiert durch g/l Kreatinin. Kreatinin ist ein Stoffwechselprodukt, z.B. aus der Eiweißverdauung, das über den Urin ausgeschieden wird.

Urin I (vor DMPS): Ein Zinkwert unter 140 µg/l spricht für einen chronischen Zinkmangel, der durch eine chronische Schwermetallvergiftung verursacht wird; entsprechende Interpretation erfolgt bei Selenwerten unter 5 µg/l (siehe: Spurenelemente Zink und Selen).
Urin II (nach DMPS): Kupfer über 500, Quecksilber über 50 und Zinn über 15 µg/g Kreatinin beweisen eine Schwermetallvergiftung durch Amalgam. Bei stark erhöhten Kupferwerten (über 2000 µg/g Kreatinin) und bei einer gleichzeitigen Quecksilberausscheidung unter 50 µg/g Kreatinin ist das gesamte DMPS für das Kupfer verbraucht worden, das zum Komplexbildner eine stärkere Bindung ausübt als die konkurrierenden Metalle und deswegen diese bei der Komplexbildung verdrängt. Eine erneute DMPS-Spritze wäre hier nach 6 Wochen zu

empfehlen. Erst bei weiteren DMPS-Injektionen kann das Quecksilber ausreichend mobilisiert werden.

4.4 Weiteres Vorgehen - Langzeitbehandlung

Eine Besserung der Symptome ist meistens erst nach mehreren Spritzen spürbar. Es gibt aber auch Fälle, wo schon nach der ersten Injektion von DMPS eine deutliche Besserung eintrat (siehe die entsprechenden Patientenberichte in Kapitel 7.). In seltenen Fällen von Stoffwechselanomalien werden die Schwermetalle nach intravenöser DMPS-Verabreichung nur über den Stuhl ausgeschieden.

Bei sehr hohen Ausleitungswerten (über 100 µg/g Kreatinin Quecksilber) können die weiteren Spritzen mindestens im zeitlichen Abstand von 6 Wochen verabreicht werden. Prinzipiell ist ein möglichst großer Zeitraum zwischen den Spritzen anzustreben. Der Patient sollte seine Reaktionen auf das Ausleitungsmedikament genau beobachten. Obwohl DMPS in der Regel gut vertragen wird, können in seltenen Fällen Überempfindlichkeitsreaktionen auftreten (Hauterscheinungen), die jedoch schnell abklingen. Bei Schädigung der Nieren sollte die alternative Verabreichung des DMPS in Kapseln (DIMAVAL®, ebenfalls von der Firma Heyl, Berlin) berücksichtigt werden. Die Ausscheidung der Schwermetalle erfolgt hier überwiegend über den Stuhl.

Die Dimaval-Kapsel soll nüchtern mit viel Flüssigkeit eingenommen werden. Je nach Umfang der Vergiftung jedoch nicht mehr als eine Kapsel pro Woche!

Die Injektion von DMPS direkt in den Kiefer, um die dortigen Schwermetalldepots zu mobilisieren, wird mittlerweile kaum noch praktiziert, denn die Patienten berichteten sehr häufig von einer Verschlechterung des Befindens.

Nach den bisherigen Erfahrungen ist bei der Entgiftung das Auf und Ab im Befinden typisch. Nach einer DMPS-Behandlung können die Beschwerden fast völlig verschwunden sein, aber nach einigen Tagen oder Wochen wieder auftreten. An diesen Achterbahnfahrten nimmt die Psyche massiv teil - die Stimmungslage des Patienten ist mit den Eckpunkten Euphorie und Depression zu beschreiben. Aber der vormalige Tiefpunkt wird nicht mehr erreicht! In Form einer schräg nach oben aufgehängten Girlande schreitet die Besserung voran. Achten Sie auf die Reaktionen Ihres Körpers! In dieser Phase können tagebuchartige Aufzeichnungen sehr hilfreich sein, denn der Mensch vergißt sehr schnell, wie gut oder wie schlecht es ihm einmal ging.

Auch wenn sich die Laborwerte bei Langzeitbehandlungen „normalisiert" haben, heißt das nicht, daß alle Depots verschwunden sind. Je nach dem Befinden sollte die Entgiftung über die Komplexbildner DMPS-Spritze, Dimaval-Kapseln (in Apotheken rezeptfrei erhältlich), oder DMSA (siehe 4.5) fortgesetzt werden. Aber Vorsicht! Nur in großen Intervallen anwenden (Behandlungszyklus siehe 4.10).

4.5 Was ist DMSA?

DMSA ist das effektivste Antidot (=Gegengift) zur Entgiftung des Gehirns von Quecksilber. Die Buchstabenkombination ist die Aneinanderreihung der Initialen des systematischen Namens der chemischen Verbindung

(R,S)-2,3 - Di-Mercapto-Succinic-Acid (oder Dimercaptobernsteinsäure).

DMSA scheidet Kupfer und Zinn ebenso stark aus wie DMPS. Wie auch bei den anderen Ausleitungsmedikamenten sollte bei reichlicher Flüssigkeitszufuhr Alkohol strikt gemieden werden. Bei bestehenden Infektionskrankheiten sollte die Behandlung mit DMSA nicht aufgenommen bzw. abgebrochen werden. Die Kapsel soll nüchtern eingenommen und 30 Minuten lang nichts gegessen, aber getrunken werden. Vorübergehende Müdigkeit wird als mögliche Nebenwirkung angegeben.

Mit der 100%igen Aufnahme des Wirkstoffes bei oraler Verabreichung zeigt DMSA die geringste Toxizität von allen Schwermetallantidoten. Die Gesamtausscheidung ist geringer als bei DMPS, die Ausscheidung aus dem Nervensystem jedoch verstärkt.

DMSA-Kapseln à 200 mg sind rezeptpflichtig z.B. bei der Engel-Apotheke in München erhältlich, aber auch jede andere Apotheke sollte in der Lage sein, den Wirkstoff, der über die Firma Fluka in Neu-Ulm (Tel.: 0731-97303) unter der Bestellnummer 38492 bezogen werden kann, auf Kapseln abzufüllen.

4.6 Unterschiede von DMPS/DMSA – Nebenwirkungen

Den weitaus optimalsten Entgiftungseffekt hat die Ampulle DMPS. Im Abstand von mindestens 6 Wochen ist die maximale Giftausscheidung über den Urin (45 Minuten nach Injektion) oder den (dritten) Stuhl erfolgt. Unithiol hat eine sehr stark wechselnde Konzentration und das Verfallsdatum kann um mehrere Jahre überschritten sein. Im Schnitt beträgt die Giftausscheidung etwa ein Viertel der von DMPS-Heyl. DMPS-Kapseln (Dimaval) kommen in ihrer Wirkung nicht an die Injektion heran. Die Kapseln wären bei Darmerkrankungen zu meiden, wohingegen bei Nierenstörungen die Kapseln gegenüber der Injektion vorzuziehen sind. Bei schweren Störungen der Verdauung/Darmfunktion aufgrund der Amalgamvergiftung kann in wenigen Fällen auch die Injektion von DMPS zur Verschlechterung des Befindens führen. Hier würde eine Darmsanierung vor der weiteren Entgiftung im Vordergrund stehen. Die Intervalle der Verabreichung, die im Laufe der Entgiftungsbehandlung größer werden sollten, müssen sich am Wiederauftreten der Symptome orientieren.

DMSA-Kapseln sind bei schweren Hirnprozessen wie Multiple Sklerose oder Amyotrope Lateralsklerose zweischneidig. Es kann im Laufe der Entgiftung zu einem Schub kommen. Eine regelmäßige Einnahme von Kapseln DMPS/DMSA fördert die Allergieneigung auf diese Stoffe.

Vor individuellen Experimenten ist ausdrücklich zu warnen! Insbesondere bei Reaktionen, die von den bei Standard-Entgiftungstherapien beschriebenen abweichen (siehe auch Fallbeschreibungen Kapitel 7), ist ein DMPS-/DMSA-erfahrener Arzt zu konsultieren!

4.7 Einfluß von DMPS und DMSA auf den Mineralstoffhaushalt

Die Chelat-Komplexbildner DMPS und DMSA bewirken nicht nur eine beschleunigte Ausscheidung der giftigen Schwermetalle, sie können auch zur Veränderung des Mineralstoffhaushaltes führen. Eine Veränderung der Konzentrationen in den Organen und im Serum konnte jedoch nur nach mehrwöchiger DMPS-Applikation in höheren Dosen festgestellt werden.

Trotzdem ist eine zur Entgiftung begleitende Verabreichung von Spurenelementen zu empfehlen. Durch die das Element Schwefel enthaltenden Komplexbildner werden in erster Linie die mit Schwefel fällbaren Elemente bei der Ausleitungstherapie betroffen; dazu gehören neben den Amalgambestandteilen auch die Elemente Mangan und Zink. Die Einnahme der entsprechenden Präparate sollte jedoch nicht unmittelbar vor einer Entgiftungsaktion mit DMPS/DMSA stattfinden, da sonst ein zu großer Teil des Komplexbildners für die Spurenelemente verbraucht wird.

4.8 Zink (Zn)

Ein Zinkmangel wird noch verstärkt durch die „zinkfressende" Eigenschaft des Quecksilbers im Körper. In diesem Zusammenhang ist die Kontrolle des Zink-Wertes im Urin I beim DMPS-Test von Wichtigkeit (siehe 4.2). Neben den Knochen, den Zähnen, den Haaren und den Nägeln beinhalten die Organe Niere und Prostata mit 25-67 und 73-155 µg Zink/g Feuchtgewicht die höchsten Anteile an diesem Spurenelement im menschlichen Körper. Das Auftreten von Prostata-Erkrankungen bei amalgamvergifteten Männern ist wegen der Störung des Prostaglandin-Stoffwechsels (Hormon der Prostata) in diesem Zusammenhang kein Zufall. Die Fallbeispiele Paul und Emil sollten unter diesem Aspekt beachtet werden.

Unter Zinksubstitution kommt es einerseits zu einer langsam sich steigernden Ausscheidung des Quecksilbers, zu einer Reduktion des Kupferdepots sowie zu einer massiven Ausscheidung von Cadmium, andererseits zu einer Behebung von Symptomen wie Infektanfälligkeiten, Haarausfall und Unfruchtbarkeit als Zinkmangelerscheinung. Die beste Zinkaufnahme des Körpers erfolgt mit Zink-Aspartat, das in Apotheken unter der Bezeichnung Unizink®50 erhältlich ist. Die optimale Zink-Aufnahme des Körpers soll am Nachmittag sein, weshalb sich eine Dosierung 0-2-2 * (bei Zinkmangel) etwa 30 Minuten vor der Mahlzeit empfiehlt.

---

* Einnahmeschema: Keine morgens, zwei mittags, zwei abends.

4.9   Selen (Se)

Das essentielle Spurenelement Selen zeichnet sich durch eine hohe Bindungsbereitschaft zu Quecksilber, Zinn, Silber und anderen Schwermetallen aus. Eine chronische Amalgamvergiftung führt zu Selenmangel und damit zu einer Schwächung des gesamten Immunsystems. Auch Herz- und Krebserkrankungen können auf Selenmangel zurückgeführt werden. Zur Diagnostik eines Selenmangels eignet sich besonders der Urin (siehe 4.3, Se im Urin I).

Selen reagiert mit Quecksilber unter Bildung von Quecksilberselenid, das in Form eines Eiweißkomplexes gebunden wird. Die Ausscheidung erfolgt teilweise über die Nieren und den Darm. Das liquorgängige (Liquor = Flüssigkeit des Zentralen Nervensystems/Rückenmarks) Natriumselenit ist in der Lage, neurotoxische Quecksilberablagerungen im Gehirn zu binden. Da dessen Ausscheidung wegen der zumindest vorübergehenden Einlagerung von Quecksilberselenid umstritten ist, wäre hier das Antidot Zink, das eine Ausscheidung über Nieren und Darm fördert, sicher sinnvoller eingesetzt.

Als generelles Entgiftungsmittel bei Amalgamintoxikation, wie von manchen Zahnärzten und Pharmafirmen propagiert, sind Selenat-Präparate wohl nicht geeignet. Amalgamträger mit einem hohen Abrieb im Speicheltest müßten eine so hohe Selenmenge (z.B. 2.000 µg) zu sich nehmen, um die zu erwartende Giftmenge an Selenfängern Quecksilber, Zinn, Silber und Kupfer zu kompensieren, daß toxische Effekte mit Sicherheit zu erwarten wären.

Nicht übersehen werden darf, daß Selen ein Antagonist (Gegenspieler) zu Zink ist. Die Einnahme von Selen muß daher stark versetzt zur Zinksubstitution erfolgen, am besten an verschiedenen Tagen.

Zur Selensubstituierung sind Präparate mit dem Wirkstoff Natriumselenit (z.B. Cefasel®) geeignet.

Eine Zink/Selen-Therapie ist allenfalls als begleitende Maßnahme zur Ausleitungstherapie angezeigt. Erst nach einer erfolgreichen Amalgam-Sanierung und -Ausleitung kann eine zeitweilige Verabreichung zur weiteren Stabilisierung führen. Die alleinige Entgiftung mit Zink- und Selenpräparaten wäre jedoch bei einer Amalgamvergiftung zu wenig effektiv (siehe oben). Zink/Selen-Substitution ohne vorausgegangene Giftentfernung durch Amalgamsanierung entspräche einer Alkoholismus-Therapie mit Leberpräparaten!

4.10 Behandlungszyklus

Die Dauer der Entgiftung muß sich an den Symptomen und an der Verträglichkeit der Entgiftungsmedikamente orientieren. Für Standardfälle hat sich folgendes Schema bewährt:
1. 250 mg DMPS i.v.
2. sechs Wochen Pause, mit Substituierung von Spurenelementen z.B. Zink und eventuell Selen (siehe 4.9) abwechselnd
3. 1 x wöchentlich Dimaval oder DMSA oral (Kapseln), 8 Wochen lang
4. wie 2
5. 250 mg DMPS i.v. Die Entgiftung sollte über die Urin II-Werte verfolgt werden.
6. größere Pause! usw.

4.11 Therapieergebnisse

Der Geschädigte fragt sich natürlich, ob die oben beschriebenen Prozeduren überhaupt zum Erfolg führen. Fest steht, daß eine Entgiftungsbehandlung Geduld verlangt. Es gibt zwar Fälle, wo schon nach der ersten DMPS-Spritze eine schlagartige Besserung eintrat (siehe Fallbeispiel Sonja). In der Regel vergehen bis zur Besserung der Symptome mindestens $1/2$ bis 1 Jahr, bei schwereren Vergiftungen ist mit 2-5 Jahren zu rechnen, soweit nicht schon irreversible Organ- oder Nervenschäden aufgetreten sind. Wie könnte man auch Wunder erwarten?

Durch die Antidot-Behandlung mit DMPS/DMSA, die Amalgamsanierung unter Verwendung eines Kofferdams mit konsequenter Entfernung, Messung des Giftgehaltes der Depots und Einsetzung von Zahn-Ersatzmaterialien, die vom vergifteten Organismus vertragen werden, wurden beachtliche Heilerfolge erzielt.

Wie Daunderer berichtet, hatten sich bei 500 Patienten, die mit DMPS i.v. behandelt wurden, bei Nachuntersuchungen nach drei bis sechs Monaten die folgende Leitsymptome gebessert bzw. waren verschwunden:

Antriebslosigkeit	93 %	von	500
Kopfschmerzen	89 %	von	450

Bauchschmerzen	82 %	von	200
Nervosität	60 %	von	500
Gedächtnisstörung	89 %	von	460
Schlafstörungen	88 %	von	450
Depression	88 %	von	450
Zittern	94 %	von	359
Schwindel	92 %	von	370
Allergien	46 %	von	370
Muskel-/Gelenkschmerzen	76 %	von	410
Infektanfälligkeit	60 %	von	470

Weitere Verlaufskontrollen bei dieser Patientengruppe erbrachten eine weitere Verbesserung der Ergebnisse. Wenn Beschwerden weiter bestanden, waren meistens noch Amalgamreste in der Schleimhaut oder im Kiefer sowie andere Gifte zu berücksichtigen, welchen der Patient neben dem Amalgam ausgesetzt war bzw. ist.

4.12 Therapieresistenz

Was tun, wenn die schon beschriebene Ärzteodyssee im Rahmen der Amalgamsanierung weiterzugehen droht, wenn kein Erfolg, keine Besserung sichtbar ist?

Mit detektivischem Spürsinn müssen dann die weiteren Störquellen ausgekundschaftet werden. Über Panorama-Röntgenaufnahmen können Amalgamreste und wurzeltote Zähne im Kiefer erkannt werden. Tote Zähne sollten gezogen, Herde im Kiefer entfernt werden (siehe auch 3). Weiter ist nach den vielen möglichen anderen Giften unserer alltäglichen Umgebung in einer Industriegesellschaft Ausschau zu halten:

- Formaldehyd (z.B. aus Möbeln, Teppichboden etc.)
- Gifte am Arbeitsplatz
- Holzschutzmittel
- Rauchen
- Gifte aus der Nahrung

und viele andere mehr.

Die Wirkungen potenzieren sich durch Giftinteraktionen. Ein Amalgamträger, der sich gesund und kräftig fühlt, kann nach dem Streichen seines Zauns mit einem Holzschutzmittel an typischen Vergiftungssymptomen leiden, die hier in der Interaktion wesentlich stärker ausfallen - ohne Amalgamfüllungen hätte er vielleicht bei nur kurzzeitigem Kontakt mit dem Holzschutzmittel nichts bemerkt.

4.13 Homöopathische Entgiftung

Nach den bisher vorliegenden sehr umfangreichen Erfahrungen (Toxikologen, Selbsthilfegruppen) ist von der Einnahme von Präparaten wie Mercurius (z. B. in Medikamenten der Firma Phönix), Silberamalgam oder Nosoden abzuraten. Es macht keinen Sinn, wenn ein Patient, der durch die jahrelange chronische Vergiftung mit kleinsten Mengen der toxischen Metalle aus den Amalgam-Zahnfüllungen geschädigt wurde, sich nun mit einer homöopathisch dosierten Verabreichung eben dieser Gifte entgiften soll!

Die Verdienste der Homöopathie bei der Heilung mit organischen/ biologischen Substanzen sollen nicht in Frage gestellt werden. Aber mit der schematischen Anwendung ihrer Prinzipien auf die harte Chemie der Schwermetalle, die in Form von weitgehend irreversiblen Reaktionen ihre biologisch schädigende Wirkung entfalten, wird dem Patienten nur eine potentielle Verschlechterung des Befindens angeboten.

Bei bedrohlichen giftbedingten Hirnfunktionsstörungen wie Gedächtnisstörungen, Schwindel, Zittern (jeweils kombiniert mit Kopfschmerzen) hat sich die Gabe von Gingko biloba, der einzig bekannten Umweltgiften widerstehenden Pflanze, bewährt. Daunderer empfiehlt 3 x 10 Tropfen Ginko biloba Hevert (D3). Achtung! Präparat enthält Alkohol, deshalb nicht für trockene Alkoholiker geeignet!

4.14 Elektroakupunktur

Das chinesische Akupunkturverfahren wäre insbesondere in der moderneren Form der Elektroakupunktur gut zum Nachweis einer Amalgamvergiftung geeignet. Nach Dr. M. Daunderer gibt es dabei für den Patienten große Unsicherheiten:

- Ein Akupunkteur, der selbst Träger von Amalgamfüllungen ist, verfälscht die Ergebnisse durch sein eigenes Störfeld.
- Goldfüllungen/-Kronen neben Amalgam machen die Messung unmöglich.
- Der Patient hat nichts in der Hand, was er (z.b. gegenüber Krankenkassen) vorzeigen kann.
- Die Akupunktur ist oft teuer.

Oft sind die Ergebnisse nicht anders als der Blick in den Mund des Patienten. Sehr oft sind sie jedoch falsch, insbesondere dann, wenn das Amalgam schon entfernt ist. Eine Elektroakupunktur ist deshalb nicht zu empfehlen, denn das Gift kann mit dieser Methode nicht entfernt werden und bei Elektrosensibilität wäre sie sogar strikt zu meiden.

4.15 Gesunde Lebensweise

Die Entgiftungsmaßnahmen müssen natürlich durch eine generell gesundheitsbewußte Lebensweise begleitet und unterstützt werden. Meiden Sie soweit wie möglich denaturierte Lebensmittel, achten Sie auf gesundheitsgefährdende Lebensmittelzusätze wie Farb- und Konservierungsstoffe. Eine Entschlackung des Körpers (z.B. durch Heilfasten) kann hilfreich sein. Bewegung in frischer Luft, häufiges Trinken (Wasser!) oder Schwitzen durch körperliche Anstrengung (Sport) oder durch Besuch einer Sauna führen zur Aktivierung des Stoffwechsels und damit zu einer erhöhten Ausscheidung von Giftstoffen.

Statt Patentrezepte gibt es nur Ausdauer, Fleiß und Ideenreichtum. Überlegen Sie in Ruhe, was Sie gegen Ihre Krankheit unternehmen können. Machen Sie Entspannungsübungen (geeignet z.B. T'ai Chi, Yoga oder Autogenes Training), gönnen Sie sich Pausen und sinnliche Genüsse, hören Sie Musik und tun Sie alles, was Ihnen Freude macht. Insbesondere ein befriedigendes Sexualleben kann das seelische Gleichgewicht fördern. Suchen Sie den Weg zur heiteren Gelassenheit.

Ein abschließender Hinweis am Ende dieses Kapitels: Die beschriebenen Maßnahmen zur Entgiftung garantieren nicht, daß sich alle Beschwerden bessern; aber es ist nie ein Fehler, Gift aus dem Körper zu entfernen!

5 Alternative Füllstoffe

5.1 Provisorien

Wie bereits im 3. Kapitel erwähnt, sollten nach der Entfernung der Amalgamfüllungen die Zahnwunden vorerst nicht durch neue Metalle, auch nicht mit Goldinlays und Kronen, verschlossen werden. Erst nach sorgfältiger Entgiftung des Körpers kann nach frühestens einem halben Jahr an eine dauerhafte Versorgung gedacht werden. Wartezeiten von 1-2 Jahren sind zu empfehlen (siehe auch Fallbeispiel Sonja, Kap. 7).

In der Zwischenzeit sollten Provisorien gelegt werden. Diese können aus UV-Licht-gehärtetem Kunststoff bestehen. Geeignet sind Kunststoffe wie z.B. ADAPTIC, ESTILUX POSTERIOR, FUL FIL, HELIOMOLAR, HERCULITE, OCCLUSIN oder P30. Wichtig ist die sorgfältige Verarbeitung dieser Kunststoffe; sie sollten in möglichst vielen dünnen Schichten aufgetragen und dazwischen gehärtet werden. So verfahren eignen sie sich auch zum Füllen großer Löcher im Seitenzahnbereich. Da nicht alle Zahnärzte mit diesen Techniken gut umgehen können, sollten Sie zuerst mit dem Zahnarzt darüber sprechen. Nicht unwesentlich ist die Kostenfrage: Da das Legen einer Kunststofffüllung arbeitsintensiver ist als die Versorgung mit Amalgam, kann der Zahnarzt eine zusätzliche private Liquidation verlangen, da die erbrachte Leistung nicht voll durch den Krankenkassensatz abgedeckt ist (siehe auch Kapitel 11).

Besonders im Seitenzahnbereich haben sich Füllungen aus Zement bewährt, die manchmal so haltbar sein können, daß der Patient gar nicht mehr an einen „richtigen" Ersatz denkt.

5.2 Langzeitversorgung

Bei der Suche nach einer Langzeitversorgung sollte ein erfahrener (?!) Zahnarzt, eventuell in Kooperation mit einem Ganzheitsmediziner/Umweltmediziner oder Heilpraktiker konsultiert werden. Eine Reihe von abschreckenden Beispielen (siehe Fallbeispiel Beate, Kap. 7) mahnen zu großer Sorgfalt und verbieten unnötige Eile!

Vor Spargold-Legierungen mit Palladium wird ausdrücklich gewarnt! (siehe Kapitel 8)

Nicht zu empfehlen sind Goldlegierungen mit Kupfer, Zinn, Silber oder Vanadium. Wenn Gold als Dauerlösung gewählt wird, dann sind Legierungen mit etwa 90% Gold und 10% Platin anzuraten.

Als weitere Alternative werden Keramikinlays angeboten. Diese sollten nur mit Zement eingesetzt werden, da Klebstoffe allergische Reaktionen hervorrufen können.

Für alle Materialien gilt: Immer schriftlich Art und Hersteller des Materials angeben lassen!

Es ist stets zu bedenken: Jedes „fest eingebaute" Zahnersatzmaterial bringt die Gefahr dauernder Giftaufnahme bzw. anderer Gesundheitsprobleme mit sich. Bei starken Beschwerden kann deshalb ein herausnehmbarer Zahnersatz die sinnvollere Lösung sein.

5.3   Neue Werkstoffe für die Zahnheilkunde?

Eine fast unübersichtliche Zahl von Werkstoffen werden mit ihren technischen Vor- und Nachteilen diskutiert *. Aber wie T. Zinke vom Bundesinstitut für Arzneimittel und Medizinprodukte beklagt, wurden von den Herstellerfirmen trotz Aufforderung bisher keine ausreichenden Analysen mit Korrosionsprüfung, Laboruntersuchungen in der Kulturschale und an Tieren und auch keine klinischen Studien vorgelegt.

Eine Positivliste der Füllstoffe gibt es nicht!

Aufgrund dieses Forschungs- und Wissensnotstandes kann das Institut keinen einzigen nachweislich unbedenklichen Zahnfüllstoff nennen. Das bedeutet, daß der Versuch am Menschen nach dem noch nicht ausgesprochenen Amalgamverbot durch andere Füllstoffe fortgesetzt wird!

Wie bei jedem anderen Arzneimittel auch müssen immer Nebenwirkungen in Kauf genommen werden. Dem Patienten sollten jedoch alle verfügbaren Informationen mitgeteilt werden, so daß er im Gespräch mit dem Arzt abwägen kann, welches Zahnersatzmaterial für ihn am günstigsten ist.

---

* Siehe z.B.: Nachr. Chem. Tech. Lab. **43,** 535 (1995).

6 Vergiftungssymptome

6.1 Symptome der Amalgamvergiftung

Die Situation unseres Körpers gleicht einem Faß. Ein Faß, in das im Laufe eines Lebens all die Gifte eingefüllt werden, die uns in unserem modernen Leben in einer Industriegesellschaft mehr oder weniger bewußt begegnen:

- Gifte in der Nahrung und in unserem wichtigsten Lebensmittel, dem Wasser, wie z.B. Schwermetalle (Blei, Cadmium, Quecksilber), Rückstände von Pflanzenschutz- und Düngemitteln
- Genußgifte (Alkohol, Nikotin etc.)
- Atemgifte (Stickoxide, Ozon, Formaldehyd, chlorierte Kohlenwasserstoffe und viele andere mehr)

Man lebt so lange ganz gut, wie das Faß noch nicht gefüllt ist. Dabei hat jeder Mensch sein eigenes, individuelles Faß, dessen Dimension durch seine genetische Situation unveränderbar vorgegeben ist. Der eine verträgt 50 Zigaretten pro Tag besser als ein anderer, dem schon 20 Zigaretten zuviel sind.

Der Träger von Zahnmetallen, und hier insbesondere der Träger von Amalgam-Zahnfüllungen, erweitert diese Giftbelastung noch mit einer kontinuierlich sprudelnden Giftquelle im eigenen Körper. Alle Stoffe, auch die härtesten und zähesten, Metalle, Zement und Keramik, unterliegen einer ständigen Veränderung in Wechselwirkung mit ihrer Umgebung. Diese Veränderungen werden mit Namen wie Korrosion oder Abrieb bezeichnet und können mit unterschiedlicher Geschwindigkeit ablaufen. Aber dabei gibt es keine Pause, der Materialaustrag, z.B. in den Speichel, findet immer statt. So werden entsprechend einer Studie der Weltgesundheitsorganisation (WHO) * täglich 3,8 - 21 µg Quecksilber aus Amalgamfüllungen aufgenommen.

Eines Tages ist das Faß voll und es läuft über. Auch psychische Probleme können zum Überlaufen des Fasses führen. Der Mensch fühlt

---

*) WHO, World Health Organization: Inorganic Mercury. Environ. Health Crit. 118, Geneva 1991

sich krank; machmal passiert es, daß Menschen schlagartig sehr krank werden: Lähmungen, Herz-/Kreislauf-Probleme, Störung der Verdauung, Gedächtnisstörungen.

Im folgenden ist eine Liste von Erscheinungsbildern der Amalgamvergiftung gegeben (siehe Tabelle 4). Diese Liste ist so lang, daß sie unglaubwürdig auf diejenigen wirkt, die sich noch nicht mit der Materie beschäftigt haben. Für Eingeweihte ist sie die logische Folge der Nerven- und Zellgifte Quecksilber, Zinn, Kupfer, Silber aus dem Amalgam plus all die anderen Gifte aus dem Faß . . .

Die Schwermetalle, die in wasser- oder fettlöslicher Form in den Körper gelangen, werden durch Zellen (z.B. die Nervenzellen) und durch viele lebenswichtige Enzyme fest gebunden. Überall da, wo der Körper starke chemische Bindungspartner für Schwermetalle anbietet, werden diese in Depots gespeichert. Diese Bindungspartner zeichnen sich dadurch aus, daß sie oft das Element Schwefel in ihrer Molekülstruktur eingebaut haben (z.B. Albumin, Glutathion, Cystein, Coenzym A) - die Amalgambestandteile (und alle anderen Schwermetalle) führen zur Blockierung der biochemischen Funktion. Der Stoffwechsel des Vergifteten wird gestört und Folgekrankheiten werden beobachtet. In verschiedenen Organen wird Quecksilber an das metallbindende Protein Metallothionein gebunden und akkumuliert (gesammelt). Eine natürliche Ausschwemmung der Giftstoffe ist durch den normalen Stoffwechsel - ohne Zufuhr von neuen Giften - nur mit einer Halbwertszeit von etwa 20 Jahren möglich. Bei fortgesetzter Vergiftung kann der Körper aus eigenen Kräften keine Reparatur mehr vornehmen, denn auch das Immunsystem ist gestört. Während ein gesunder, unvergifteter Körper Bakterien, Viren und Pilze leicht abwehrt, kann der vergiftete Körper nur noch begrenzt den Angriffen der Mikroorganismen widerstehen.

So kann der Körper Herpes-Viren in sich tragen, aber es kommt nicht zum Ausbruch von deutlichen Symptomen, wie z.B. Bläschen an den Lippen und anderen Schleimhäuten. Auch AIDS-Viren können lange im Körper schlummern - nach Legung einer Amalgam-Füllung kann die Krankheit ausbrechen!

Das Studium vieler Krankengeschichten von Vergifteten zeigt gehäuft vorkommende ähnliche Situationen: Mit der zunehmenden Müdigkeit und Abgeschlagenheit wächst bei sinkender Abwehrkraft die Anfälligkeit für Infekte und allergische Reaktionen. Diese treten in

Tab. 4: Symptome der Amalgamvergiftung (Fettdruck: gehäuft auftretende Symptome).

AIDS	Gefühl, neben sich zu	Pelzigkeit
Allergie	stehen	Polyneuropathie
Alzheimer	Gehirnerkrankung	**Pilzerkrankungen**
Amyotrope	Gesichtslähmung	Prostatabeschwerden
Lateralsklerose	**Gelenkschmerzen**	Rachenschmerzen
Angst zu ersticken	Gewichtsverlust	Reaktion verlangsamt
Antriebslosigkeit	**Haarausfall**	**Reizbarkeit**
Atemnot	Herzrhythmus-	Rheuma
Aufbrausen	störungen	Schizophrenie
Aussprache	Hörstörungen/ -sturz	Schmerz-
verwaschen	Hyperventilations-	empfindlichkeit
Bandscheibenschaden	tetanie	Schlaflosigkeit
Bauchschmerzen	Hustenreiz	**Schnupfen,**
Bewußtseinsstörung	Hypophysentumor	**hartnäckig**
Blähungen	Immunschwäche	Schreckhaftigeit
Bläschen im	Impotenz	Schüchternheit
Mund/Lippen	**Infektneigung**	**Schuppenflechte**
Blick für Wesentliches	Ischialgie	**(Psoriasis)**
fehlt	Kindsmißbildung	Schwächegefühl
Blutarmut	**Kopfschmerzen**	Schwindel
Bronchitis	**(Migräne)**	Sehnen-/
Cholesterin hoch	Krebs	Bänderschmerzen
Darmerkrankung/	Kreuzschmerzen	Sehstörungen
-entzündung	**Lähmungen**	Speichelfluß
Depressionen	Leberschaden	**Stimmungslabilität**
Drogenabhängigkeit	Lernschwäche	Stottern
Durchfälle	Meniskusschmerzen	Trigeminusneuralgie
Eisenmangel	**Menschenscheu**	Trugwahrnehmung
Ekzeme	Metallgeschmack	Unentschlossenheit
Elektrosensibilität	Multiple Sklerose	Unfruchtbarkeit
Empfindungsstörungen	Mundschmerzen	**Unruhe, innere**
Energielosigkeit	Muskelschwäche/	Urin, viel/wenig
Erblindung	-krämpfe	Virusinfekte
Ermüdung, ständige	Muskelzuckungen	Wahnvorstellungen
Ertaubung	Nasennebenhöhlen-	Zahnausfall
Flechtenerkrankung	entzündung	Zahnfleisch blauviolett
Formaldehydallergie	Nervenschwäche	Zahnfleisch-
Frösteln	**Nervosität**	entzündungen
Gedächtnisstörungen	**Neurodermitis**	Zinkmangel
Gefühl, wie hinter der	Neurose	Zittern
Mattscheibe zu sein	Nierenschaden	Zitterschrift

(aus: Daunderer, Handbuch der Amalgamvergiftungen, ecomed. Landsberg 1992)

45

immer kürzeren Zeitabständen auf und werden dann mit weiterem Fortschreiten der Vergiftung zur chronischen Krankheit. Ein typisches Beispiel dafür ist ein Leitsymptom der Amalgamvergifteten: die chronische Rhinitis (verstopfte oder ständig laufende Nase). Was zuerst mit saisonalen Allergien z.B. gegen Blütenpollen beginnt, tritt dann nicht nur in der „Saison" auf. Im weiteren Verlauf werden die Symptome ganzjährig.

Die fortschreitende Abschaltung des körpereigenen Steuersystems ist charakteristisch für ein weiteres Feld von gehäuft auftretenden Symptomen. Begriffe wie Amyotrope Lateralsklerose oder Multiple Sklerose stehen für den klinischen Endzustand des geschädigten peripheren und zentralen Nervensystems.

Der chronisch Vergiftete erleidet eine kontinuierliche Reduktion der Lebenskraft und Lebensqualität. Bei stark vergifteten Menschen ist der Symptomkatalog schon sehr lang, wobei immer noch neue Beschwerden dazukommen. Es gibt Fälle, bei denen fast alle Leitsymptome (Fettdruck in der Liste) gehäuft auftreten!

Chronische Amalgamvergiftung ist sicher auch ein häufiger Grund für ungewollte Kinderlosigkeit. Nach Angaben von Prof. V. Zahn, Straubing, werden etwa 20% der Patientinnen, die mit diesem Problem in seine gynäkologische Praxis kommen, nach Entfernen der Amalgamfüllungen und Entgiftung dann doch schwanger (siehe Fallbeispiel Susanne). Auch Mißbildungsserien von Kindern hörten nach der Amalgamsanierung auf.

Etwa jeder 500. Säugling stirbt bei uns alljährlich mit unerklärlichen Symptomen den SID (sudden infant death), den plötzlichen Kindstod. Daunderer berichtet über Stuhl-Untersuchungen an 8 Kindern, die sich in SID-Betreuung befanden, nach Schwermetallmobilisation mit DMPS. Dabei lag der Quecksilberwert deutlich höher als bei vier Kontrollkindern. Die Mütter der betroffenen Kinder hatten zum Zeitpunkt der Schwangerschaft im Schnitt 9 Amalgamfüllungen. Nach der durchgeführten Entgiftung blieben die Kinder ohne Symptome. Die aufwendige und psychisch belastende Überwachung konnte entfallen. Der Nachweis für die Ursächlichkeit der Symptomatik durch Quecksilber war damit erbracht.

In Zukunft werden sicher noch unzählige Krankheiten nachweislich auf die chronische Amalgamvergiftung zurückzuführen sein, da eine

Reihe extrem seltener Erkrankungen, für die bisher die Genese unbekannt war, behandelt werden konnten.

6.2 Was richtet Quecksilber in unserer Psyche an?

In einer Doktorarbeit mit dem Titel Neurologische Aspekte der Quecksilbervergiftung, eine literarische Übersicht von Peter Gundlach, Ludwig-Maximilians-Universität München (1979), wird folgendes ausgeführt:

Neuropsychiatrische Aspekte der Quecksilbervergiftung: Zu dem Bild der Quecksilbervergiftung gehören so gut wie immer psychische Auffälligkeiten, ein sogenanntes unspezifisches Psychosyndrom (im Volksmund als „Macke", „Knall", „hysterisch" etc. bezeichnet).

Subjektive Beschwerden: Beträchtliches Unwohlsein mit starker emotioneller Besetzung; Neigung zum Weinen; Unruhe, oft mit mißmutigem Lebensgefühl/Apathiezuständen.

Aufmerksamkeits- und Gedächtnisschwäche: Stereotypie und Armut der Antworten bei Assoziationen (Unfähigkeit, Gedanken miteinander zu verknüpfen); schlechte Reproduktionsfähigkeit (Wiedergabe von Gehörtem/Gelesenem); schnelle Ermüdung.

Affektstörungen: Die Stimmungslage ist vorwiegend gesenkt, die mürrisch-mißmutig-gereizte Art ist ebenso charakteristisch wie die Labilität in der Äußerung von Gefühlen (Zwangsweinen, Zwangslachen).

Antriebsstörungen: Initiativarmut; Neigung zum Haften; übermäßige Ordnungsliebe; erschwerte Ablenkbarkeit der Intension (Absicht); erschwerter mitmenschlicher Kontakt; Ungeselligkeit und Verschlossenheit.

Persönlichkeitsveränderungen: Konstante depressive Verstimmung. Quecksilber in kleinen Dosen über längere Zeit aufgenommen kann einen schizophrenen Prozeß in Gang bringen.

6.3 Jede Krankengeschichte ist einzigartig, aber auch typisch

Eine Erkältung, ein akuter Blinddarm, Gallensteine oder eine Lungenentzündung sind durch den Standard-Schulmediziner in der Regel sicher zu diagnostizieren: Das Krankheitsbild ist einheitlich, im Studium ausreichend besprochen, gelernt und abgefragt, in der Literatur ist alles - auch die weniger oft vorkommenden Varianten - genau beschrieben. Anders bei der Schwermetallvergiftung. Wie oben ausgeführt, können äußerst unterschiedliche Symptome, oft kombiniert mit anderen, den toxikologisch ungebildeten Schulmediziner auf die falsche Fährte führen. Es gibt letztendlich so viele Varianten und Kombinationsmöglichkeiten wie es Menschen und Lebensgeschichten von Menschen gibt.

Dies erkannte schon 1874 Dr. med. dent. J. Payne in einem Artikel, erschienen im Chicago Medical Journal, über die *Vergiftung durch korrosive Sublimate, die im Mund durch Amalgam-Füllungen in den Zähnen erzeugt werden:*

> „Die Symptome sind so zahlreich und in verschiedenen Fällen variiert, daß es unmöglich wäre, sie alle in einem kurzen Artikel zu nennen, aber ich möchte sagen, daß eine Person dabei möglicherweise gegen Dyspepsie (Verdauungsstörungen), Neuralgie, Lähmung, Schwindsucht und zahlreiche Rachenerkrankungen behandelt werden könnte. Der Patient verfällt langsam dabei, als würde er zur Neige gehen, und keine Medizin bietet ihm irgendeine Linderung. In vielen Fällen schleicht sich der Zustand so unmerkbar ein, daß er nicht den geringsten Alarm bewirkt, und wirkt unauffällig jahrelang weiter, bis der Patient zu einem völligen Wrack geworden ist. (. . .) Es gibt zu fast allen Krankheiten, denen der Mensch ausgesetzt ist, Ähnlichkeiten in den Symptomen, so daß der Arzt dazu verleitet wird, den Patienten gegen eine Krankheit zu behandeln, die ein völlig klarer Fall zu sein scheint, aber seinem Patienten geht es immer schlechter."

Nur bei sehr starken chronischen Vergiftungen können Schwermetalle, wie sonst nur bei akuten Vergiftungen, im Blut oder im Urin nachgewiesen werden. Da die Schwermetall-Depotbildung dem Schulmediziner in der Regel unbekannt ist, kann dieser mit den üblichen Methoden nichts nachweisen. Da er über die Methodik der Diagnose einer Vergiftungen meist nichts gelernt hat, erkennt er nicht die typischen Auffälligkeiten in der Symptomatik, die allerdings erst bei einer ganzheitlichen Befassung mit dem Menschen sichtbar werden.

Bei Einteilung des menschlichen Organismus in internistische, neurologische, urologische (. . .) Schubladen, die aber alle nicht so richtig passen, bleibt zuletzt nur noch ein Fach übrig: Die Psychiatrie.

Bei der ganzheitlichen Befassung mit dem Menschen wird nicht nur das eine Symptom bei der Behandlung im Vordergrund stehen, unter dem gerade dieser Patient momentan am meisten leidet. Bei der zusätzlichen Beachtung der vielen schwachen Nebensymptome wird erst das Typische für eine Vergiftung für den Kundigen zum Vorschein treten. Ärzte, die sich schon seit längerer Zeit mit der Amalgamvergiftung beschäftigen, können schon relativ schnell aus den Daten einer genau aufgezeichneten Krankengeschichte die typischen Merkmale erkennen.

Und zu diesen Merkmalen gehört auch das geänderte soziale Verhalten dieser Menschen, das durch ein grobes Raster betrachtet, zumindest in der Anfangsphase der langsam schleichenden Verschlechterung des Allgemeinzustandes, für seine Umwelt noch nicht auffällig ist.

Wenn nun im folgenden 7. Kapitel einzelne Geschichten von Amalgamvergifteten vorgestellt werden, so hat die Erwähnung persönlicher Schwierigkeiten und Freuden im Familien-, Freundes- und Partner-Bereich nicht die Funktion einer publizistisch beabsichtigten und geschönten Rührseligkeit. Sie ist ein wesentlicher Beitrag zur ganzheitlichen Betrachtung des Vergifteten, welche neben den vielen unterschiedlichen Symptomen die gemeinsamen Charakteristika nach dem Studium der vielen Berichte erkennen läßt: der schleichend zunehmende körperliche und psychische Verfall durch die Nerven- und Zellgifte aus dem Amalgam, aber auch die mögliche Überwindung der Folgen der Vergiftung hin zu einem wieder lebenswerten Dasein mit Genuß und Freude.

7 Schilderung ausgewählter Leidensgeschichten von Amalgamvergifteten

Exemplarische Fälle

Die auffälligsten Symptome werden jeweils zu Beginn der Krankengeschichte neben dem Namen (manchmal geändert) und dem Geburtsjahr in Fettdruck angegeben.

Paul, Jahrgang 1949: Lähmungen, Empfindungsstörungen, Übelkeit, chronisch verstopfte Nase, Prostatitis

Seit etwa dem 18. Lebensjahr 16 großflächige Amalgam-Zahnfüllungen im Seitenzahnbereich, letzter Zustand vor der Sanierung: 19 Amalgamfüllungen.

Bei einer Bergtour 1982 fiel ihm das erste Mal auf, daß die gewohnte Leistungsfähigkeit nicht mehr vorhanden war. Er fühlte eine Schwäche im rechten Bein. Bei längerem Gehen war ein Hinken nicht mehr vermeidbar. Nach einer Ruhepause ließen diese Beschwerden jedoch wieder nach.

1983 traten nach einer Zahnbehandlung, bei der eine neue Amalgamfüllung gelegt wurde, Doppelbilder auf, die mit dem Tragen einer Prismenbrille korrigiert werden sollten. Paul war sehr deprimiert. Das erste Mal erlebte er diese Angstgefühle - Ärzte ohne Erklärungen, woher das Phänomen kam, Unverständnis in seiner Umgebung. Was war mit ihm los? Glücklicherweise war der Spuk nach einer Woche wieder vorbei und das Sehvermögen war wie gewohnt.

In den folgenden Jahren begann eine kaum merkliche, langsame Leistungsminderung. 1986 traten die zuerst 1982 bemerkten Phänomene häufiger auf. Mit zunehmender Schwäche im rechten Bein konnte Paul seine Hobbys wie Tennisspielen und Squash nur noch mit Mühe ausüben - die Freude am Sport wich der Frustration. Er fühlte sich immer öfter müde und abgeschlagen.

Im Frühjahr 1987 mußte er das Tennisspielen ganz einstellen. Die Strecken, die er zu Fuß ohne Mühe zurücklegen konnte, wurden immer kürzer. In großer Sorge suchte Paul einen Orthopäden auf, dessen Befund einen Abrieb im Kniegelenk ergab. Da dies möglicherweise die Ursache für die Beschwerden sein könnte, wurde ihm eine Operation empfohlen. Der vorgenommene Eingriff erwies sich allerdings als völlig überflüssig, denn das Kniegelenk war in Ordnung. Pauls Zustand verschlechterte sich weiter. Sein Aktionsradius wurde immer geringer, 500 m waren kaum noch zu schaffen, er verspürte ein Kribbeln und Taubheitsgefühle in Beinen und Händen. Schließlich landete er nach Konsultation weiterer Orthopäden und Allgemeinärzte in der Neurologie, wo ihm die folgenden möglichen Ursachen eröffnet wurden:

1. Wachsender Tumor im Rückgrat, der die Nervenbahnen zunehmend abdrückt
2. Folgen eines Zeckenstiches (Lyme-Borreliose)
3. Entzündliche Veränderungen der Nerven im Rückgrat/Gehirn (Multiple Sklerose)

In dieser gesundheitlich schwierigen Zeit kamen auch noch Beziehungsprobleme dazu. Pauls damalige Frau verließ ihn mit den zwei kleinen Kindern, die Ehe ging in die Brüche. Da die Familie aus beruflichen Gründen in einer von der Heimat weiter entfernten Stadt wohnte, ging Paul allein, mit quälenden Ängsten zurückgelassen, den schweren Weg in eine neurologische Klinik, um Klarheit über seinen Zustand zu erlangen. Nach Untersuchung der Rückenmarksflüssigkeit (Punktieren) und einer kernspintomographischen Abtastung der Wirbelsäule und des Kopfes war die gute Nachricht: Sie haben keinen Tumor, und es gibt keine Anzeichen für einen Zeckenstich (. . .) aber es könnten entzündliche Prozesse wie bei MS möglich sein.

Nach dem Klinikaufenthalt sollte eine etwa 3monatige Verabreichung von Cortison zur Besserung führen - Paul fühlte sich dabei aber eher schlechter (Zucken von Muskeln, Nervenschmerzen). In seinem Beruf, bei dem er u.a. Lehrtätigkeit vor Studenten zu erbringen hatte, konnte er kaum mehr einen Arbeitstag überstehen. Das Drehen einer Telefon-Wählscheibe und das Schreiben mit der Hand war eine Anstrengung, die höchste Konzentration erforderte. Die im Alter von etwa 40 Jahren notwendigen beruflichen Weichenstellungen konnte er physisch und psychisch nicht mehr schaffen.

Als Paul schließlich arbeitslos wurde, boten ihm seine Eltern Unterkunft und Fürsorge an. In dieser Zeit schleppte er sich ohne Perspektive mit zunehmender Hoffnungslosigkeit von einem Liegemöbel zum nächsten. Eine Herpes-Infektion (Gürtelrose) soll hier nur der Vollständigkeit halber genannt werden. Was könnte er noch tun? Er sah schon den Rollstuhl neben sich stehen.

Im Sommer 1989 mietete er sich 3 Wochen in einem Hotel in den Bergen ein. Paul war fest entschlossen, gegen das MS-Gespenst zu kämpfen - tägliche immer weiter führende Spazierwege sollten geeignet sein, seine schlappe Muskulatur zu trainieren, um wieder einigermaßen beweglich zu werden. Mit einem Gehstock, um das Gleichgewicht halten zu können, schaffte er dann tatsächlich Strecken, die ziemlich weit über die bisherige 150-Meter-Marke hinausgingen. So gestärkt, war er nun in der Lage, einen glücklichen Zufall zu würdigen und zu genießen: Paul traf eine junge Frau, die, ebenfalls in Scheidung lebend, im gleichen Hotel wie er Zerstreuung und Erholung suchte.

Daraus wuchs eine Liebesbeziehung, die für beide zum Anfang eines neuen Lebensabschnittes wurde.

Während Paul neuen Lebenswillen faßte und sich die motorischen Funktionen wenigstens nicht verschlechterten, kamen dennoch neue Beschwerden dazu: Chronische Prostatitis, häufige Übelkeit, dann 1990 ein akuter Blinddarm, der eine Operation notwendig machte. Das Gehvermögen war nach dem Krankenhausaufenthalt wieder so schlecht wie vor dem Urlaub in den Bergen. Die häufige Übelkeit blieb, trat sogar vermehrt auf, Paul verlor immer mehr an Gewicht (60 kg bei 179 cm). Nach erneuten Arztbesuchen wurden Gallensteine festgestellt.

Mittlerweile gestaltete Paul sein Berufsleben neu. Er fand eine Tätigkeit, die er selbständig, zur Not auch vom Bett aus, mit Telefon und Schreibmaschine, erledigen konnte. Mit Hilfe einer physikalischen Therapie lernte er langsam, wenigstens vom Bewegungsablauf her, richtig zu gehen; ein mit Zähigkeit durchgeführtes Muskeltrainig brachte ihm geringe Stärkung.

Gedrängt von seiner neuen Lebensgefährtin, die von Beruf Zahntechnikerin war, entschloß Paul sich 1991, seine Amalgamfüllungen gegen Goldinlays und -kronen auszutauschen. Dies geschah bei einer Zahnärztin, die selbst Verfechterin der Amalgamfüllung war und auch keinerlei Wissen über die Gefährlichkeit dieses Füllungsmaterials hatte. Deshalb wurden die alten Füllungen ohne Schutzmaßnahmen herausgebohrt und damit ein erneuter erheblicher Vergiftungsschub verursacht. Weder Paul noch die Zahnärztin waren sich bewußt, daß dieser sträfliche Leichtsinn ihn weitere Jahre seiner Gesundheit kosten sollte. Bis Sommer 1992 wurde das Amalgam schrittweise entfernt, vorübergehend hatte er also Amalgam neben Gold im Mund. Sein Befinden in dieser Zeit war sehr unterschiedlich. Paul schwankte zwischen Bettlägerigkeit und mäßiger Mobilität, er konnte den Anforderungen des Alltags nur mit entsprechender Unterstützung gerecht werden. Die zunehmende Übelkeit und Appetitlosigkeit sollte mit der Entfernung der Gallensteine im Sommer 1991 ihr Ende finden. Doch weit gefehlt! Unter den schon bekannten Schwankungen blieben ihm diese Symptome treu - die neurologischen Beschwerden nahmen zu, wobei auch Umlagerungen zu beobachten waren. So kamen z.B. bei einer besseren Geh-Beweglichkeit ab September 1992 verstärkt Polyneuropathien (Mißempfindungen, Gefühllosigkeit, Schmerzen) in den Beinen dazu. Der erneute Gang zum Neurologen blieb Paul nicht erspart. Auf Empfehlung des Arztes wurde eine weitere Cortison-Therapie durchgeführt. Das MS-Gespenst war noch nicht vertrieben!

Zufällig sah Paul im Oktober 1992 im Fernsehen eine Reportage zur Amalgamproblematik. Der Münchener Internist Dr. Max Daunderer berichtete über die Gefahren, die mit Amalgam verbunden sind; eine Beratungsstelle für Amalgamvergiftete (Leiterin Frau Ellen Carl) wurde vorgestellt.

Diese Information gab ihm wieder neue Hoffnung! Die beschriebenen Symptome der Amalgam-Vergiftung konnte er auch bei sich finden, und damit war die Entgiftungtherapie eine neue Perspektive. Begierig war Paul nun auf der Suche nach weiteren Informationen, die er von Frau Carl schließlich zugeschickt bekam. Mit diesem Wissen ausgerüstet suchte er einen Arzt, der die Entgiftung über die Schwermetall-Komplexbildner DMPS bzw. DMSA durchzuführen bereit war.

Am 9.11.1992 war es soweit: Erste Injektion i.v. von DMPS! Die Laborwerte der Urin-Untersuchung waren 204 µg/g Kreatinin Zink vor DMPS, 960 µg/g Kreatinin Kupfer nach DMPS, 51 µg/g Kreatinin Quecksilber nach DMPS. Mit diesem Ergebnis war die Vergiftung nachgewiesen und Paul wußte, daß er jetzt auf dem richtigen Weg war.

In den folgenden Tagen war die Welt plötzlich farbiger! Während er sich als Vergifteter an eher „überbelichtete" visuelle Eindrücke ge-

54

wöhnt hatte, war nun das Licht einer Standard-Glühlampe nicht mehr grell-weiß, sondern leicht gelblich. Etwa eine Woche nach der Spritze verschwand ein Symptom, an das er sich seit vielen Jahren gewöhnt hatte: Die ständig verstopfte Nase (chronische Rhinitis) war wieder frei! Im darauffolgenden Sommer war die heftige Pollenallergie, die ihn seit der Zeit der Legung der ersten Amalgamfüllungen in seiner Jugend begleitete, verschwunden.

Die Übelkeit und Appetitlosigkeit gingen in dem Maße zurück, wie die Entgiftung voranschritt: Im Januar, März und Mai 1993 erhielt Paul weitere DMPS-Spritzen i.v. Das Spurenelement Zink wurde in der Zeit nach der DMPS-Gabe in Tablettenform eingenommen (Uni-Zink). Ab April 1993 ließ die Übelkeit nach, die Neuropathien waren zurückgehend. Im Mai 1993 schaffte Paul bereits einen Fußmarsch über eine Stunde!

Im Juni 1993 startete Paul einen weiteren Abschnitt der Entgiftungstherapie: Die Einnahme von DMSA-Kapseln 2 x die Woche, 5 Wochen lang, begleitet von Spurenelement-Gaben (insbesondere Zink) und Injektionen von Nervenaufbaustoffen (bis heute: Medivitan, Keltican). Danach im August eine weitere DMPS-Spritze.

Oktober 1993: Wegen deutlich besserem Allgemeinzustand seit der Entgiftung konnte Paul einen sehr wichtigen Schritt in seinem neuen Leben wagen: Er heiratete seine Lebensgefährtin, die mit viel Geduld, Zuspruch und Liebe seit dem ersten Treffen im Hotel zu ihm gehalten hatte.

Im November 1993 suchte Paul auf Empfehlung einer ebenfalls Amalgamgeschädigten einen Zahnarzt auf, der ihm Unithiol (DMPS) in Ober-/Unterkiefer injizierte. In den folgenden drei Wochen verschlechterte sich Pauls Allgemeinzustand deutlich. Er beschloß daraufhin, diese Art der Behandlung nicht mehr zu wiederholen. Er entgiftete sich weiter mit den schon bekannten und bewährten Therapiemethoden: Dezember '93 bis Januar '94: DMSA 2 x die Woche, 5 Wochen lang. Im Februar '94 verspürte er bei zunehmender Leistungsfähigkeit eine Zunahme der peripheren Nervenschmerzen (Umlagerungen?), doch die ständige Übelkeit war weitgehend verschwunden. Nach erneuter DMPS-Spritze im März '94 wurden wieder einmal die Ausleitungswerte bestimmt: 1000 µg/g Krea. Kupfer, 7,4 µg/g Krea. Quecksilber, 5,8 µg/g Krea. Zinn.

Im April 1994 durfte Paul eine neue Steigerung im Genesungsprozeß erleben. Er war in der Lage, einen ganztägigen Messebesuch mit Präsentation durchzustehen!

Die Entgiftungstherapie wurde fortgesetzt mit DMSA-Gaben und einer DMPS-Injektion im Dez. '94 und April '95. Die Müdigkeit und Abgeschlagenheit während der täglichen Arbeit war nun fast vollständig gewichen. Zur Erlernung geschmeidiger Bewegungen belegte Paul nun schon zum zweiten Mal einen Aufbaukurs in T'ai Chi Chuan. Fuß-Reflexzonen-Massagen trugen zur neurologischen Entspannung bei.

Was noch blieb, sind die Empfindungsstörungen, die an „schlechten Tagen" mit Schmerzen zu ertragen waren. Auch die Beschwerden, die dem Krankheitsbild der Prostatitis zuzuordnen sind, erfuhren noch keine Besserung - hier fragt sich Paul allerdings, ob das überhaupt der Vergiftung zugeschrieben werden kann und nicht etwa eine davon unabhängige, häufig vorkommende Beschwerde im reiferen Alter ist. Die Mobilität ist zufriedenstellend, lediglich bei größeren Belastungen spürt er noch die Schwäche im rechten Bein. Wahrscheinlich sind noch Amalgamreste z.B. in Kieferdepots bei ihm vorhanden. Durch eine vorschnelle Verschließung der ehemals mit Amalgam gefüllten Löcher mit Gold wird die Entgiftung wesentlich erschwert. Eine schnellere Heilung wäre sicherlich mit der Entfernung einer Reihe von Goldfüllungen und Zähnen möglich. Aber wahrscheinlich geht es Paul mittlerweile schon wieder so gut, daß er (noch) nicht bereit ist, diese Prozedur auf sich zu nehmen.

Aber immerhin: Das Ende des Tunnels, dessen Licht Paul vor etwa drei Jahren zum ersten Mal sah, ist nun fast erreicht!

Peter, Jahrgang 1954: Torticollis (Schiefhals)

Seit 1968-70 bis zu 14 Amalgamfüllungen, davon 5 im Seitenzahnbereich ohne Unterfüllung, dazu 2 Brücken, eine aus Titan mit Amalgam unterlegt.

Seit etwa Juli 1990 merkte Peter, daß mit seinem Hals etwas nicht in Ordnung war. Der Kopf zog nach links, jedoch löste sich die Verspannung nach einigen Sekunden wieder, so daß er sich am Anfang darüber keine ernsthaften Sorgen machte. Er glaubte, die Ursache wäre kalte Zugluft von einem offenen Fenster beim Autofahren gewesen. Die

Verspannungen und die daraus folgenden Schmerzen wurden aber immer heftiger. Er konsultierte einen Sportarzt, der diagnostizierte: HWS (Halswirbelsäulen)-Syndrom. Die Therapie (Massage) führte zur Verschlimmerung der Symptome. Ein Besuch beim Hausarzt führte zur Diagnose: Torticollis = Schiefhals. Mit der Namengebung hatte der Arzt seine Arbeit verrichtet, ein Therapievorschlag wurde nicht gegeben. Er meinte, daß sich nach 3-8 Wochen eine Besserung einstellen müßte. Daß Torticollis ein optisches Signal für eine tiefergehende Erkrankung sein könnte, hat dieser Mediziner nicht erkannt.

Die Kopfhaltung verschlimmerte sich zusehends mit notwendigen gelegentlichen Arbeitsunterbrechungen. Die Arbeit wurde immer mehr zur Qual, die Schmerzen nahmen zu. Dreimaliges Röntgen der HWS - doch jedesmal sagten die Ärzte, es sei nichts zu erkennen. Seit Januar 1991 ist Peter arbeitsunfähig. Die meiste Zeit verbringt er im Bett, denn nur in der Ruhelage sind die Schmerzen einigermaßen zu ertragen.

Im Frühjahr 1991 ging Peter in eine Spezialklinik für Torticollis, MS, Parkinson etc. Hier traf er andere Torticollis-Patienten und erfuhr, daß es etwa 30.000 Kranke mit diesem Symptom in Deutschland gibt. Die Torticollis-Patienten wurden in dieser Klinik mit starken Medikamenten behandelt, die kaum zur Besserung beitrugen, dafür aber Nebenwirkungen wie Schluckstörungen, Kopfhalteschwäche, Atemnot, Muskelschwäche, Angriffe auf Leber und Niere sowie Sehstörungen hervorriefen. Alternativ wurde ein irreversibel schädigender operativer Eingriff vorgeschlagen. Als Peter die Menschen in dieser Klinik sah, wußte er, daß dies nicht sein Weg sein kann.

„Man muß halt lernen, damit zu leben" war der Rat der Mediziner, nachdem dieser Kuraufenthalt nicht den gewünschten Erfolg brachte. Peter lernte jedoch, besser mit den Schmerzen umzugehen und vor allem, daß er sein Leben selbst in die Hand nehmen muß - er beschloß, sich nicht mehr den Ärzten und dem Medizinbetrieb auszuliefern. Nur so sah er eine Chance, wieder aus der Krankheit herauszukommen.

Eines Nachts hatte Peter starke Zahnschmerzen, was für ihn der Anlaß war, seine Zähne in Ordnung bringen zu lassen. Der Kommentar der Zahnärztin zu seinen 14 Amalgamfüllungen und 2 Brücken war: „So etwas tut man nicht einmal seinem größten Feind an!" Das Problem wurde ihm schlagartig klar, da er Chemotechniker ist und ihm die Zusammenhänge (Batterieeffekt) einigermaßen geläufig sind.

Im Juli 1991 begann er mit der Zahnsanierung, die im Dezember abgeschlossen war. Die Amalgamfüllungen wurden mit langsam drehendem Bohrer, aber ohne weitere Schutzvorrichtungen entfernt. Die Zahnreihen wurden mit Kunststoff, Zement und Gold komplettiert. Auf Anraten seiner Zahnärztin wurde auch eine Vergiftungsanalyse über die Injektion von DMPS (Unithiol) durchgeführt. Die Vermutungen haben sich bestätigt: 98 µg Quecksilber/g Kreatinin; 1300 µg Kupfer/g Kreatinin. Diese Werte liegen deutlich über der Norm.

Der Höhepunkt der Vergiftung war nun überschritten, nachdem sämtliche Organe überlastet waren und ihre Funktion kaum noch wahrnehmen konnten. Nach einer dreiwöchigen Kur mit Obst und Gemüse stellte sich ein deutlicher Erfolg ein: Die Haut wurde reiner, die Vitalität war gesteigert.

Januar 1992 wechselte Peter zu einem anthroposophischen Arzt. Dieser war der erste Arzt nach ca. 20 Stationen (Uni-Klinik, Kopfklinik, Orthopädie, Nervenärzten, Chirurgen), der die Krankheit nicht als psychosomatisches Problem, sondern als organisches Leiden, nämlich als eine Entzündung des Zentralen Nervensystems (ZNS) diagnostizierte. Ferner begnügte er sich nicht damit mitzuteilen, daß die Krankheit Torticollis heißt, sondern er formulierte die Diagnose wesentlich genauer:

• HWS-/BWS - Syndrom
• Sklerose des Sternocleidomastoideus (muskuläre Verhärtung)
• Hirnrindenfokus im Okzipitalbereich (Hinterkopf)
• Amalgamrestbelastung
• Myogelosen (Muskelverhärtungen)
  Dieser Arzt gab wieder Hoffnung und Vertrauen.

Im April 1992 suchte Peter noch einen Toxikologen auf, der die Amalgamvergiftung bestätigte. Mit weiteren DMPS-Injektionen zu diesem Zeitpunkt (21 µg Quecksilber/g Krea.; 1.400 µg Kupfer/g Krea.) und im Juni 1993 (28 µg Quecksilber/g Krea.; 1.200 µg Kupfer/g Krea.) schritt die Entgiftung voran.

Seit September 1992 ist Peter Frührentner. Mit der Unterstützung durch seine Frau wurde das Familienleben völlig umorganisiert: Sie konnte wieder eine Beschäftigung in ihrem früheren Beruf aufnehmen. Peter verrichtet als Hausmann die Betreuung der Kinder und des Haushalts so gut es eben geht.

Peter berichtet: „Die Schwierigkeit, mit dieser Krankheit umzugehen, liegt eher im psychischen Bereich: Man hat Angst sich zu zeigen,
was werden andere denken? Warum schauen die Leute so neugierig?
Warum bringt keiner den Mut auf, mich anzusprechen? Die Krankheit
ist optisch zu erkennen und man fühlt sich nur noch als Mensch
2. Klasse. Von den Sozialversicherungsträgern wird man als hoff-
nungsloser psychosomatischer Fall abgestempelt. Nachdem ich selbst
bei sogenannten Kapazitäten keine Unterstützung erfahren habe,
machte ich mich selbst auf den Weg: Nur nicht aufgeben - für jedes
Problem muß es eine Lösung geben! Krankheit ist die härteste Arbeit
im Leben!"

Inzwischen sucht sich Peter wieder kleinere Aufgaben außerhalb
der Betreuung des Haushalts, um weiter sein Leben zu normalisieren.
Er sieht die Krankheit als Lernprozeß des Lebens!

Mit dieser Botschaft und als Aufklärer gegen borniere Ärzte und
gegen die amtlich geduldete Massenvergiftung durch Amalgam ist Peter der Gründer einer Initiative für ein Amalgam-Verbot in seiner Hei-
matstadt Bruchsal. Als Teilnehmer der Talkrunde „Fliege" in der ARD
am 14.03.95 hat er eindrucksvoll seine Geschichte erzählt - um den
unzähligen Betroffenen mitzuteilen: Laßt Euch nicht alles gefallen,
vertraut auf Euch selbst, wehrt Euch!

Susanne, Jahrgang 1963:
Unfruchtbarkeit, Endometriose

*Während der Jugend wurden 12 Zähne mit Amalgam gefüllt. Diese
Füllungen wurden 1985 und 1986 erneuert, ein Backenzahn mit einer
Keramikkrone versorgt.*

Die schon immer schmerzhaften Regelblutungen verstärkten sich
1986 zunehmend. Zur Abklärung der Ursache wurde eine Bauchspiegelung durchgeführt. Die Diagnose lautete: Endometriose, das
sind Verwachsungen außerhalb der Gebärmutter. Die größeren Bezir-
ke wurden daraufhin verödet. Im Anschluß daran riet man ihr zu einer
sechsmonatigen Hormontherapie, die u.a. bewirkte, daß sie eine tiefe-
re Stimme bekam.

Sechs Monate später wurde bei Susanne zur Kontrolle eine erneute
Bauchspiegelung durchgeführt. Um ein Nachwachsen der Endo-

metrioseherde zu verhindern, wurde ihr geraten, entweder schwanger zu werden oder die Hormontherapie fortzusetzen.

Seit Ende 1986 versuchte sie dann vergeblich schwanger zu werden. Nach Ultraschall-Untersuchungen und Zykluskontrollen wurden schließlich zur Unterstützung follikelstimulierende Hormone eingesetzt.

Susanne heiratete 1988 und wechselte mit ihrem Mann den Wohnort. Ihr neuer Frauenarzt versuchte weiterhin, die gewünschte Schwangerschaft mit Hormonspritzen zu fördern. Im selben Jahr ließ sie sich aus zahnmedizinischen Gründen sechs große Amalgamfüllungen durch Goldfüllungen ersetzen.

Ein erneuter Arztwechsel erbrachte auch nicht den gewünschten Erfolg.

Im Sommer 1990 wurde Susanne am Blinddarm operiert. Bei den Untersuchungen des Bauches wurde festgestellt, daß sich in der Nähe des Blinddarms wieder Endometrioseherde gebildet hatten. Zwei Monate später wurde zur Beurteilung der Verwachsungen eine weitere Bauchspiegelung durchgeführt. Die Herde waren nun zum Teil walnußgroß und es mußte daraufhin eine Unterleibsoperation durchgeführt werden.

1991 konsultierte Susanne eine auf Fertilitätsstörungen (Fruchtbarkeits-Störungen) spezialisierte gynäkologische Praxis. Nach ein paar Monaten brach sie die Behandlung wegen Ergebnislosigkeit frustriert ab. Ende des Jahres ließ sie sich dann infolge von Zeitungsberichten vorsorglich die restlichen sechs Amalgamfüllungen durch Gold-Inlays ersetzen.

Anfang 1992 suchte sie auf Anraten eines Bekannten einen sich mit Umweltmedizin befassenden Gynäkologen auf. Dieser fragte sie unter anderem, ob sie Amalgamfüllungen im Mund hätte. Im weiteren Gespräch erfuhr sie dann, daß bei einer Entfernung der Füllungen ohne Schutzmaßnahmen, so wie bei ihr geschehen, eine Entgiftung des Körpers stattfinden hätte.

Nachdem sie sich zu einer Ausleitungstherapie entschieden hatte, wurde sie drei Tage lang stationär mit DMPS-Injektionen und Infusionen von Mineralstoffen und Vitaminen behandelt. Im unmittelbar darauffolgenden Zyklus kam es zu einer Schwangerschaft.

Knapp zwei Jahre nach der Geburt des ersten Kindes brachte Susanne einen zweiten gesunden Sohn ohne weitere schwangerschaftsunterstützende Maßnahmen auf die Welt!

Ingrid, Jahrgang 1961: Ständige Kopfschmerzen und Durchfall, Unterleibsentzündungen, Zysten, Halsentzündungen, Ekzeme, Pilzinfektionen

Ingrid berichtet:

„Mit etwa 8 Jahren bekam ich meine ersten Amalgamfüllungen im Seitenzahnbereich, mit 15 Jahren hatte ich dann 12 Amalgamfüllungen. Meine Mutter hatte während der Schwangerschaft bereits Amalgamfüllungen. Im Sommer 1988 kam die erste Palladiumkrone (Spargold) dazu. Im Frühjahr 1991 wurden weitere sechs Zähne überkront. Wegen meiner Allergien bestand ich ausdrücklich auf palladiumfreies Gold - wie sich später herausstellte, bestanden diese Kronen zu 40% aus Palladium.

Zustand vor der Sanierung:
7 Amalgamfüllungen, 1 Palladiumkrone (wahrscheinlich Palladium-/Kupfer-Legierung), 6 palladiumhaltige Kronen (angeblich 40% Pd).

Während meiner Ausbildung zur Zahnarzthelferin von September 1978 bis Juli 1981 litt ich regelmäßig unter Kopfschmerzen. Die ersten Zweifel über Amalgam stellten sich bei mir ein, als ich feststellte, daß mein Chef für sich und seine Familie ausschließlich Goldfüllungen verwendete. Als ich ihm meine Bedenken schilderte, erklärte er mir, daß Amalgam ist ein absolut ungefährlicher Füllstoff sei und er verwende für seine Familie die Goldinlays aus rein kosmetischen Gründen. – In meinem grenzenlosen Vertrauen glaubte ich ihm.

Nach meiner Lehre arbeitete ich bis 1987 als Laborangestellte, also nicht mehr in meinem erlernten Beruf. Während dieser Zeit hatte ich nur noch selten Kopfschmerzen.

Im Mai 1987 nahm ich meinen Beruf als Zahnarzthelferin wieder auf. Nach kurzer Zeit kamen die Kopfschmerzen wieder regelmäßig. In der Mittagspause legte ich mich immer zum Schlafen hin.

Im Oktober 1987 erkrankte ich an einer Magen-Darmgrippe (erste Diagnose), von der ich mich nicht mehr so schnell erholen sollte. Nach zwei Wochen bat ich meinen Hausarzt um eine Krankschreibung, weil ich zu schwach zum Arbeiten war. Nach weiteren zwei Wochen erhielt ich von meinem Chef die Kündigung. Von da an kam mein Ehemann für meinen Lebensunterhalt auf - ich war arbeitslos und nicht in der Lage, eine neue Beschäftigung aufzunehmen. Die Ärzte wollten mich auch nicht mehr länger krankschreiben.

Bis Juli 1988 lief ich mit meinen Beschwerden von einem Arzt zum anderen (ständiger Durchfall, Blähungen, unerträgliche Magenkrämpfe, dauernde Müdigkeit). Es wurde eine Magenspiegelung durchgeführt - ohne Ergebnis. Jeder probierte andere Medikamente aus. Wenn sie nichts halfen, hatten meine Beschwerden eben psychische Ursachen.

Als ich im Juli zu meinem jetzigen Hausarzt kam, hatte ich 12 kg abgenommen und ernährte mich nur noch von Tee und Zwieback. Mein Hausarzt überwies mich in die Universitätsklinik. Mit großer Hoffnung nun endlich gesund zu werden, ließ ich vier Wochen lang viele Untersuchungen wie Magen- und Darmspiegelungen über mich ergehen. Es konnte nichts festgestellt werden. Mit der Empfehlung, meine Ernährung auf Vollwertkost umzustellen und absolute Ruhe zu halten, wurde ich entlassen. Durch Autogenes Training, Vollwertkost und die jetzt verordneten Medikamente besserte sich mein Zustand geringfügig.

In den folgenden Jahren bis 1993 kamen neue Beschwerden hinzu: Wiederkehrende Unterleibsentzündungen und Zysten, chronische Pilzinfektionen, Harnwegsinfektionen (im Mai 1991 Operation: Harnwegserweiterung). Der damalige Frauenarzt empfahl eine Schwangerschaft mit dem Kommentar: ,Damit werden sich Ihre Beschwerden bessern.'

Im Frühjahr 1990 verschlechterte sich meine Pollenallergie. In den folgenden zwei Wintern wurde eine erfolglose Desensibilisierung durchgeführt. Weiterhin wurden eine Hausstaubmilbenallergie und eine Allergie auf Tierhaare festgestellt. Nach Sanierung der Wohnräume besserte sich die Hausstaubmilbenallergie, die Haut wurde aber immer trockener und von wiederkehrenden Ekzemen befallen.
Ab Sommer 1991 nahm meine Infektanfälligkeit zu. Etwa alle sechs Wochen bekam ich eine Erkältung. Das schlimmste daran waren die Halsentzündungen mit den Schluckbeschwerden. Es wurden immer wieder Antibiotika verordnet.

Besonders nach den Mahlzeiten fiel mir ein Metallgeschmack auf. Die überkronten Zähne waren sehr wärme- und kälteempfindlich. Laut

Aussagen meines Zahnarztes waren dies lediglich Gewöhnungsschwierigkeiten.

Zufällig sah ich im Dezember 1991 im Fernsehen (ARD) einen Bericht über Ellen Carl und die Selbsthilfegruppe für Amalgamvergiftete. Sofort ließ ich mir die Informationen zuschicken. Nach der Lektüre wurde mir klar: Meine vielen Erkrankungen hängen wahrscheinlich mit meinen Zahnmetallen zusammen.

Frühjahr 1992: Auf mein Verlangen wird ein Speicheltest duchgeführt (Ergebnis 77,4 µg/l Quecksilber im Speichel).

Im Sommer 1992 glaubte ich dann, den richtigen Zahnarzt für die Entfernung meiner Amalgamfüllungen gefunden zu haben. Unter Verwendung eines Kofferdamschutzes und vorheriger Einnahme einer Dimaval-Kapsel wurde die alten Füllungen entfernt; statt dessen wurden Kunststoffüllungen eingesetzt: Die Schluckbeschwerden ließen nach und die Pilzinfektionen in der Scheide verschwanden. Auch die Unterleibsentzündungen traten seltener auf. Im Februar 1993 wurden auf Drängen meines Zahnarztes die Kunststoffüllungen durch Goldinlays ersetzt, was sich später als großer Fehler erwies.

Mai 1993: Der Obergutachter der DAK entscheidet: Ein Entfernen der Palladium-Kronen wegen Unverträglichkeit der Metalle ist nur nach positivem Epicutan-Test eine Kassenleistung. Juni 1993: Epicutan-Test ist negativ. Die Entfernung der Kronen ist aus Sicht der Krankenkasse nicht notwendig.

Im Oktober 1993 entschloß ich mich trotz Abraten meiner Ärzte zur ersten DMPS-Injektion mit anschließender Einnahme von Zink-Tabletten. Ergebnis: Erhöhter Kupferwert, leicht erhöhter Quecksilberwert. Kurzzeitig fühlte ich mich besser.

Im Dezember 1993 erhielt ich die 2. DMPS-Injektion. Wieder durch Zufall sah ich einen Bericht über die Spezialklinik Neukirchen, diese behandelt neben Allergien auch Schwermetallvergiftungen. Für mich war wichtig zu erfahren, daß diese Klinik ohne Kortison arbeitet und trotzdem Erfolge verzeichnet. Noch im gleichen Monat hatte ich dort einen Termin für ein Arztgespräch, bei dem ich erfuhr, daß unbedingt meine palladiumhaltigen Kronen entfernt werden müßten. Einweisungstermin in diese Klinik ist der März 1994.

Januar 1994: Entfernung der sechs palladiumhaltigen Kronen, außerdem werden Amalgamreste unter den Kronen entfernt. Langzeitprovisorien aus Kunststoff werden auf eigene Kosten eingesetzt.

März-April 1994: Aufenthalt in der Klinik. Ein massiver Pilzbefall im Mund und im Darm sowie eine Verminderung der guten Darmbakterien wurde festgestellt, was als entscheidende Mitursache (neben den Zahnmetallen) für die jahrelangen Magen- und Darmbeschwerden anzusehen war. Beginn der Rotations- und Antipilzdiät, Behandlung mit Nystatin (Antipilzmedikament) und Testung von Zahnersatzstoffen. 3. DMPS-Injektion - der Körper entgiftete nach dem Entfernen der Kronen stärker. Nach dem Klinikaufenthalt besserte sich mein Allgemeinzustand, die Ekzeme auf der Haut verschwanden, die Pollenallergie besserte sich.

Juni 1994: Treffen mit Frau Carl wegen eines Zeitungsinterviews im Erdinger Kreisboten. Frau Carl empfiehlt mir die Vorstellung bei Dr. Max Daunderer (Toxikologe in München). Seit diesem Treffen berate ich im Landkreis Amalgamvergiftete, was ich als sehr wichtig empfinde und auch gerne tue.

August 1994: Termin bei Dr. Max Daunderer. Auf der von meinem Zahnarzt mitgebrachten Panoramaaufnahme erkannte er Amalgamreste unter den Goldinlays. Die Entfernung eines Zahns wegen einer Zyste ist notwendig (genau diesen Zahn wollte mein Zahnarzt überkronen). Quecksilber und Palladiumablagerungen in beiden Kiefern und Kieferhöhlen wurden festgestellt. Außerdem sagte mir Dr. Daunderer, daß ich wohl während meiner Tätigkeit als Zahnarzthelferin wegen des Einatmens der Quecksilber-Dämpfe beim Legen von Amalgamfüllungen zusätzlich vergiftet worden bin. Er empfahl mir, den Zahnarzt zu wechseln.

September 1994: Termin bei Prof. Tapparo (Zahnarzt in München). Entfernung des Zahnes und Ausfräsen des Kieferknochens. Der Zahn wurde mit folgendem Ergebnis auf Schwermetalle untersucht: Stark erhöhte Werte für Kobalt, Molybdän, Zinn; Quecksilber leicht erhöht und ein hoher Wert für Formaldehyd.

Oktober 1994: Erneuter Aufenthalt in der Spezialklinik Neukirchen für Darmspülungen und andere Behandlungen. 4. DMPS-Injektion - die Quecksilberwerte sind gegenüber der letzten Spritze angestiegen. Mein Immunsystem beginnt sich zu erholen.

November 1994: Entfernung der Goldinlays und der darunter befindlichen Amalgamreste unter Sauerstoffmaske bei Prof. Tapparo. Zementfüllungen werden eingebracht. Die Langzeitprovisorien müßten entfernt werden, da der Kunststoff für mich unverträglich wäre.

Januar 1995: 5. DMPS-Injektion. Jetzt kann mein Körper erst richtig entgiften, da alles Gold entfernt ist. Die Quecksilber-, Zinn- und Kupferwerte steigen an.

Februar 1995: Im Oberkiefer wurden die Langzeitprovisorien aus Kunststoff und die Zementfüllungen unter Verwendung einer Sauerstoffmaske entfernt. Neue Langzeitprovisorien aus getestetem Kunststoff wurden eingesetzt. Die Krankenkasse hat für die Zahnbehandlungen bis heute (April '95) noch keinen Pfennig bezahlt!

März 1995: Nach einem Jahr Diät erhielt ich den ersten pilzfreien Stuhlbefund aus der Spezialklinik Neukirchen. Auch meine guten Darmbakterien erholen sich. Ich bin überglücklich!

Im Mai 1995 werden die Langzeitprovisorien und Zementfüllungen im Unterkiefer entfernt und durch den getesteten Kunststoff ersetzt.

Nach acht Jahren Krankheit sind einige Beschwerden ganz weg (Infektanfälligkeit, Schluckbeschwerden, Hautekzeme), andere haben sich schon wesentlich gebessert (Magen- und Darmbeschwerden). Die Müdigkeit hat nachgelassen. Endlich kann ich mit Plänen für eine neue Zukunft beginnen. Eine große Hilfe auf dem langen Weg waren mein Ehemann und meine Eltern, die immer zu mir gehalten haben. Auch wer meine wahren Freunde sind, konnte ich durch die Krankheit herausfinden. Bedanken möchte ich mich bei meinen jetzigen Ärzten und besonders bei Frau Ellen Carl.

Meinen Beruf als Zahnarzthelferin werde ich zumindest vorerst nicht mehr ausüben können, da amalgamfreie Praxen noch eine Ausnahme sind.

Ich möchte allen Amalgamvergifteten Mut machen, die Hoffnung nicht aufzugeben. Mögen sie die richtigen Ärzte für ihre Entgiftung und Zahnsanierung finden!"

Emil, Jahrgang 1943: Schlafstörungen, Frösteln, Schwindel, verspannte Nackenmuskulatur, ständige Kopfschmerzen und Müdigkeit, Prostatitis

14 Amalgamfüllungen, 2 Goldkronen

Emil ahnte zunächst nicht, daß in seinem Mund eine gefährliche Zeitbombe tickt. Das Nachlassen der Leistungsfähigkeit im mittleren

Lebensalter und das Zunehmen von Wehleiden registrierte er zunächst als Normalität gemäß dem Volksmund: Wer über 50 ist und morgens ohne Schmerzen aufwacht, der ist tot. Doch Art und Umfang seiner schleichend zunehmenden Beschwerden ließen ihn zweifeln: Es konnte sich nicht um alltägliche Gebrechen handeln, wenn man von ständigen Kopfschmerzen, Müdigkeit und verspannter Nackenmuskulatur geplagt ist. Was ist die Ursache für Benommenheit, Bewußtseinseintrübung und Konzentrationsmängel? Woher kommen die Schlafstörungen, die nächtlichen Schweißausbrüche, die Sitzbeschwerden und das Frösteln bei hochsommerlichen Temperaturen? Worauf ist es zurückzuführen, wenn man ständig gereizt ist und einem die Mitmenschen oft „auf die Nerven" gehen? Was macht ihn unduldsam und aggressiv?

Erst als nach vielen Jahren die Alarmglocken seines Körpers läuteten und er psychisch fast am Ende war, war er sich seiner Situation bewußt, denn so manche Warnsignale auf seinem Weg hatte er überhört oder verdrängt. Jetzt kann er die jeweiligen Etappen seiner Lebensgeschichte nachzeichnen:

1985: Häufige Kopfschmerzen, Müdigkeit, sinkende psychische Belastbarkeit, zeitweilige Beeinträchtigung intellektueller Fähigkeiten.

1988: Sekunden-Blackout anläßlich einer Feierlichkeit. Ein plötzliches, bis dahin noch unbekanntes Schwindelgefühl tritt auf.

1989: Bei schneller Drehung des Kopfes im Bett von einer Seitenlage in die andere trat das schon einmal erlebte Schwindelgefühl wieder auf - von nun an bei jeder Wiederholung dieser Bewegung. Das gleiche passierte bei aufrechter Haltung beim Wenden des Blickes nach oben.

Emil kam in Panik und versuchte sich zunächst mit körperlicher Bewegung wie Radfahren und Gymnastik selbst zu helfen. Vergeblich! Aber auch alle ärztlichen Bemühungen blieben erfolglos. Sein Hausarzt führte alle Beschwerden auf seinen zu hohen Blutdruck (195/110) zurück. Emil lernte in den folgenden Monaten beinahe alle Arten blutdrucksenkender Medikamente kennen - die erhoffte Besserung blieb jedoch aus. Der Blutdruck ging nur unwesentlich zurück und die Beschwerden wurden durch die Nebenwirkungen eher noch größer. Schlafstörungen, nächtliches Aufschrecken, begleitet von Herzjagen und Angstzuständen, kamen hinzu. Emil stand oftmals in Furcht vor einem Herzinfarkt nachts aufrecht neben seiner Bettkante und hämmerte sich ein: „Bleib ruhig, verliere nicht die Nerven und mache dich nur nicht verrückt!"

Der Hausarzt war mit seinem Latein am Ende. Nun waren die Experten an der Reihe und das Karussell der Fachärzte begann sich zu drehen. Aber auch Internisten und Urologen konnten organisch nichts feststellen. Sollte er als letzten Ausweg nun einen Neurologen aufsuchen oder sich gar bei einem Psychiater auf die Couch legen? Emil versprach sich nicht viel davon und ersparte sich diese Wege. Dabei ging ihm die Frage durch den Kopf: „Wie hoch mag die Dunkelziffer der Patienten sein, die durch falsche oder leichtfertige Diagnosen irrtümlich in die Psychiatrie eingewiesen werden?"

Was blieb ihm noch zu tun? Er war ratlos und ließ sich von seinem Hausarzt ein Nervenberuhigungsmittel verschreiben, dessen Einnahme überraschend eine positive Nebenwirkung zeigt. Es vermochte zwar nicht die Schwindelzustände zu beseitigen, normalisierte aber den Blutdruck auf wundersame Weise (135/80). Emil erkannte, daß sein hoher Blutdruck vor allem nervlich bedingt ist. Was aber hatte sein Nervensystem so angeschlagen und außer Kontrolle gebracht? Ist es die Familie oder der Beruf? Wohl kaum, denn so außergewöhnlich sind diese Belastungen wohl auch nicht.

Das Beruhigungsmittel hatte, wie könnte es auch anders sein, seine Schattenseiten. Ohne die Krankheitsursache zu beseitigen, führt es bei ständiger Einnahme in die Abhängigkeit. Emil entschloß sich, Nebenwirkungen und Suchtgefahr vor Augen, kurzerhand alle verschriebenen Medikamente vollkommen abzusetzen. Er griff daraufhin auf ein altes Mittel zurück und verordnete sich erneut eine Bewegungstherapie. Doch hat er eine Schwäche: Er neigt zu Übertreibungen.

1990: Durch tägliches Radfahren (30 km) und Gymnastik erhoffte sich Emil eine Besserung seiner ständig zunehmenden Kopfschmerzen. Liebend gerne würde er auch Joggen, aber sein linkes Knie, das beim Laufen schmerzte, ließ dies nicht zu. Die Bewegungstherapie verbesserte zwar sein Allgemeinbefinden und die Kondition, die mittlerweile chronisch gewordenen Beschwerden blieben ihm jedoch weiter treu. Zu allem Überfluß entzündete sich, trotz bewußter Schonung, sein angeschlagenes Knie. Auch die Nackenmuskulatur begann sich immer mehr zu verspannen. Mit Dehnübungen versuchte er die einseitig verkürzten Muskelstränge im Genick zu strecken. Er hatte das Ge fühl, als würden ihm die verspannten Muskeln und die entzündeten Nervenstränge im Nackenbereich die Gehirntätigkeit abschnüren. Emil begann den Kontakt mit Mitmenschen zu meiden, er zog sich immer mehr zurück. Durch die ständig absinkende Lebensqualität war er psychisch fast am Ende. Er fühlte sich hilflos und ohnmächtig und er hatte nur noch wenig Hoffnung, sich selbst aus dem Sumpf herausziehen zu können. Wegen der Knieentzündung mußte er fast ein halbes Jahr auf Krücken gehen. Trotzdem versuchte er sich mit Bodengymnastik einigermaßen fit zu halten - doch mit nur einem belastbaren Bein waren ihm dabei Grenzen gesetzt. Auch das Wechseln des Hausarztes brachte nicht den ersehnten Erfolg. Von der Schulmedizin enttäuscht konsultierte er daraufhin keine weiteren Ärzte mehr und ließ alles auf sich zukommen.

1992: Nach Informationen durch die Medien begann Emil sich mit dem Thema Amalgam zu befassen. Einen starken Anstoß dazu erhielt er durch seine Frau, die ihn schon seit Jahren drängte, einmal seine Zähne nachschauen zu lassen, da diese bekanntlich oft die Ursachen vieler Beschwerden wären. Schmerzen im Bereich des Oberkiefers, die bei Emil meist in Begleitung zu einer Erkältung auftreten, waren dann ein willkommener Anlaß, einen Zahnarzt aufzusuchen, um sich bei dieser Gelegenheit aus erster Hand über Amalgam zu informieren. Glücklicherweise war dieser Zahnarzt kein Amalgamverfechter. Zumindest ansatzweise erfuhr Emil in diesem Gespräch etwas über die möglichen Risiken bei der Verwendung dieses Füllstoffs. Er entschloß sich daraufhin, sich künftig keine Amalgamfüllungen mehr verabreichen zu lassen. Aber er ahnte zu diesem Zeitpunkt noch nicht, daß hier die Ursachen für seine Beschwerden zu suchen waren.

1993: Nach einer Zahnbehandlung, bei der ein kariöser, bereits mit Amalgam gefüllter Zahn behandelt und erneut mit Amalgam gefüllt wurde, fühlte sich Emil sehr elend und sein Zustand verschlechterte sich zusehends. Es gesellten sich zu den schon leidlich bekannten neue, für ihn bisher unbekannte Symptome hinzu: Ihn fröstelte bei hochsommerlichen Temperaturen, er ging mit langen Unterhosen ins Bett und er traute sich kaum noch, ohne eine Decke im Sessel während des Fernsehens einzuschlafen. Beim Absinken der Körpertemperatur um 1-2°C während solcher Nickerchen bekam er Schmerzen im Leistenbereich. Auch ein schon vergessenes Leiden aus früheren Jahren, eine Prostataentzündung, lebte wieder auf. Es zog, zwickte und drückte an den empfindlichsten Stellen seines Körpers - und das bei den endlosen Sitzungen im Büro, den ständigen Kopfschmerzen und der Benommenheit. Sein Körperthermostat war scheinbar außer Kontrolle geraten. Emil wurde zunehmend gereizter, ungeduldiger und aggressiver in seiner Familie, aber auch im Umgang mit seinen Arbeitskollegen. Der Gedanke, es hier nicht mehr mit einer alltäglichen Krankheit zu tun zu haben, wurde immer stärker

Emil suchte auf Anraten eines guten Bekannten einen Heilpraktiker auf. Dieser diagnostizierte bei ihm erhebliche Schwermetallablagerungen und entzündetes Bindegewebe. Auf der Suche nach der Ursache wurden auch die Zähne untersucht. Ein Blick auf die 14 Amalgamfüllungen und die zwei Goldkronen genügte um zu erkennen, daß hier wohl die Wurzel des Übels zu sehen war. Der Heilpraktiker maß den Stromfluß zwischen den Zähnen und traute seinen Augen nicht: Noch nie hatte er so hohe Ströme im Mund eines Patienten gemessen (Batterieeffekt), und er riet dringend zu einer umgehenden Zahnsanierung!

Zufällig bekam Emil kurz darauf ein Informationsblatt eines Amalgamgeschädigten in die Hand. Wieder mit neuer Hoffnung beseelt, beschaffte er sich weitere Informationen zu diesem Thema. Diese Begegnung war der entscheidende Durchbruch, der zur Erkenntnis führte, daß seine Beschwerden auf eine Vergiftung durch Amalgam zurückzuführen war, denn viele der geschilderten Symptome konnte er seinen Beschwerden zuordnen. Was noch fehlte, war der Beweis, auf den er nicht mehr lange warten sollte.

Der DMPS-Test lieferte die Bestätigung, daß Emil hoch mit Quecksilber belastet ist (Ergebnis der Urinuntersuchung: 87 µg Quecksilber/ g Kreatinin). Er erfuhr danach eine erste leichte Besserung. Der Speicheltest bestätigte mit 132,6 µg Quecksilber/l das Ergebnis. Nach dem Motto „Ursache erkannt, Gefahr gebannt" nahm er mit frischem Mut und neuer Hoffnung die Sanierung in Angriff.

Herbst 1993, Beginn der Sanierung: Emil suchte seinen Zahnarzt auf und informierte ihn über die vorliegenden Testergebnisse. Dabei ging er nicht den Weg der Konfrontation mit Anschuldigungen und Vorwürfen, vielmehr suchte er die Verständigung. Da er die Amalgamentfernung möglichst unbeschadet überstehen wollte, stellte er dem Arzt sein bisher gesammeltes Informationsmaterial zur Verfügung. Weiterhin war noch die Frage des Ersatzfüllstoffes zu klären. Der

Heilpraktiker leistete hierzu wertvolle Dienste und ermittelte verträglliche Goldfüllungen. Auch tote Zähne, die eine Gefahrenquelle darstellen, sollten gezogen werden. Das Entfernen der Zahnfüllungen erfolgte unter Beachtung der notwendigen Schutzvorkehrungen in zwei Etappen. Als Übergangslösung wurden die Zähne mit einer Kunststofffüllung versehen. Im Anschluß an die Zahnbehandlung wurde die zweite DMPS-Entgiftung durchgeführt - der Wert für Quecksilber im Urin lag knapp über 50 µg/g Kreatinin. Nach diesen Behandlungen fühlte sich Emil körperlich geschwächt.

Frühjahr 1994: Etwa ein halbes Jahr nach der Entfernung der Amalgamfüllungen wurde mit der Endversorgung der Zähne begonnen, was in vier Sitzungen relativ problemlos ablief. Nicht ganz so glatt ging die Klärung der Kostenfrage mit der Krankenkasse, die sich zuerst hartnäckig weigerte, den Sanierungsaufwand zu erstatten. Sie zeigte sich erst dazu bereit, nachdem Emil Widerspruch gegen den Festlegungsbeschluß einlegte und im Ablehnungsfall unverblümt den Gang zum Sozialgericht ankündigte. Die Krankenkasse lenkte schließlich ein und so war dann auch die finanzielle Frage gelöst.

1995: Schleichend, wie ein Dieb in der Nacht, langsam und unbemerkt, so kamen die Beschwerden, und auf ähnliche Weise verläuft bei Emil auch die Genesung. Nach der Zahnsanierung ging es gesundheitlich wieder aufwärts. Seine Kopf- und Nackenbeschwerden beginnen abzuklingen, auch sein Körperthermostat kommt langsam wieder ins Lot. Die entzündeten Bindegewebe machen ihm zwar heute noch etwas zu schaffen, aber auch das wird sich mit der Zeit legen. Emil ist sich darüber im klaren, daß bei einer Halbwertszeit des Giftes im Körper von ca. 20 Jahren eine völlige, kurzfristige Genesung nicht zu erwarten ist. Amalgam war auch sicher nicht das einzige, wohl aber das größte gesundheitliche Übel bei ihm. Wer vermag schon alle Einflüsse auf die Gesundheit genau auseinanderzudividieren? Wie gut es ihm gesundheitlich schon wieder geht, wird ihm immer dann bewußt, wenn er sich an seine dunkelsten Stunden erinnert. In Emil ist nach der Zahnsanierung und Entgiftung die Zuversicht zurückgekehrt und er hat heute wieder Freude am Leben.

Es grenzt an ein kleines Wunder, daß Emil auf seinem Leidensweg seinen beruflichen Aufgaben und Pflichten voll nachkommen konnte und nicht arbeitsunfähig geworden ist. Er verdankt dies vor allem dem glücklichen Umstand, daß er als Einzelkämpfer jahrelang eine eigenständige Arbeit ausüben konnte und ihm daher nervenaufreibende Teamarbeit erspart blieb. Er verdankt es aber auch seiner Frau, die in all den Jahren zu ihm hielt.

Sonja, Jahrgang 1965: Herzrasen, Herzrhythmusstörungen, Schwindel, Atemnot, Muskelschwäche, Schleimhautentzündungen, Gleichgewichtsstörungen, Unruhe

Seit dem 10. Lebensjahr Amalgam in allen bleibenden Zähnen. Stand 1992: 11 großflächige Füllungen.

Schon Jahre vor dem explosionsartigen Ausbruch von Symptomen hatte Sonja viel mit Erschöpfungszuständen zu kämpfen. Sie führte dies auf ihre beiden lebhaften Kinder und eine komplizierte Ehe zurück und achtete nicht weiter darauf.

Ab Februar 1992 nahm Sonja ohne erklärbaren Grund innerhalb von vier Wochen fast zehn Kilogramm ab. Sie bekam im Ruhezustand plötzlich Herzrasen (Puls 180), Herzrhythmusstörungen, heftige Schwindelanfälle, Atemnot und innere Unruhezustände. Total verschreckt wandte sie sich zuerst an ihren Hausarzt, der sie gleich an einen Internisten wegen des Verdachts auf eine Schilddrüsenüberfunktion überwies. Der Internist befand ihre Schilddrüse für völlig normal, veranlaßte aber eine Darmspiegelung wegen der Gewichtsabnahme und eine gründliche Untersuchung des Herzens. Seine Diagnose war: funktionelle vegetative Dystonie, kein organischer Befund feststellbar.

So blieb Sonja zum ersten Mal in ihrem Leben ziemlich ratlos zurück - sie fühlte sich krank und war aber laut des konsultierten Arztes gesund. Das ständige Schwindel- und Benommenheitsgefühl blieb, verstärkte sich eher noch, und es kamen Gleichgewichtsstörungen und eine Muskelschwäche in den Beinen hinzu. Schon früh am Morgen hatte sie bleischwere Beine und das Gefühl, nicht laufen zu können. Die Herzbeschwerden blieben, und manchmal meinte sie, daß ihr Herz diese Belastung irgendwann einmal nicht mehr aushalten würde und einfach stehenbleiben könnte. Einmal raste es unerträglich, dann setzte es aus, stolperte und fiel wieder in den Takt zurück. Sie hatte auch ständige Schleimhautentzündungen im Rachen, dick geschwollene Lymphdrüsen im Kieferwinkel, weiße Beläge auf der Mund- und Rachenschleimhaut. Da wochenlange Antibiotikakuren überhaupt nicht anschlugen, überwies sie ihr überforderter Hausarzt an einen HNO-Spezialisten. Doch auch der HNO-Arzt fand nichts Auffälliges.

Ihr nächster Weg führte sie wegen der motorischen Beschwerden zu einem Neurologen. Dieser schickte sie wegen des Verdachts auf Multiple Sklerose umgehend zur kernspintomographischen Untersuchung. Der Befund: Keine MS. Beim Abschlußgespräch diagnostizierte der Neurologe eine „Konversionsneurose", was medizinisch verklausuliert bedeutet: „Ich weiß auch nicht, was Sie haben!" Er schlug ihr eine Gesprächstherapie vor, da sie wohl wegen der Scheidung von ihrem Mann und der alleinigen Sorge für die zwei Kinder überlastet sei.

Nun war Sonja noch ratloser und hilfloser, sie fühlte sich allein gelassen. Da niemand ihre Krankheit in Worte kleiden konnte und keine Befunde und Laborergebnisse vorlagen, begann sie zwangsläufig, ihren Geisteszustand zu bezweifeln. Oft zwang sie sich zu einem Spaziergang im freien Feld, um zu überprüfen, ob sie sich das Schwindelgefühl nur einbildete. Sie drehte ihren Kopf in alle möglichen Richtungen um auszutesten, ob sich dabei etwas veränderte. Vielleicht war ein eingeklemmter Halswirbel die Ursache der Beschwerden? Da diese nicht immer gleich schlimm waren, es gab auch zwischendurch mal bessere Tage, schwankte sie zwischen Hoffnung und Hoffnungslosigkeit hin und her.

Es folgte ein Jahr, in dem Sonja resignierte und sich mit ihrem Zustand abfand. Sie zwang sich, die Beschwerden zu ignorieren. Nachträglich fragt sie sich, wie sie es schaffte, neben dem Haushalt und der Versorgung der Kinder auch noch ihrer Teilzeitarbeit als Verkäuferin nachzugehen. Ein paar Male konnte sie eine nahende Ohnmacht wegen ihrer Kreislauflabilität gerade noch abfangen - ihre Medikamente hatte sie immer griffbereit.

Obwohl sie sich zwang, ein normales Leben zu führen, registrierte sie, daß sich der Bewegungsradius immer mehr verkleinerte. Ihr Leben wurde immer eingeschränkter, da sie sich die vielen früher als völlig normal empfundene Aktivitäten, wie z.B. mit Freunden eine Wanderung unternehmen, nicht mehr zutraute. Nach dreißig Minuten an der frischen Luft nahm das Schwindelgefühl so überhand, daß sie sich fürchtete hinzufallen. Ausgedehnte Kaufhausbummel waren ebenso tabu, da in dieser Umgebung der Schwindel noch stärker war. Alles um sie herum drehte sich und schwankte, und ihr wurde dabei ganz schlecht. An manchen Tagen traute sich Sonja nicht mehr aus dem Haus zu gehen, nicht mal mehr zum Einkaufen. Sie fühlte sich behindert und bemitleidete sich selbst und ihre Kinder, denen sie nichts mehr zu bieten hatte, denn gemeinsame Unternehmungen waren fast nicht mehr möglich. Der Gedanke an ein Leben im Rollstuhl beschäftigte sie ebenso wie der Gedanke an den Tod.

Nachdem sie von einer Heilpraktikerin darauf aufmerksam gemacht wurde, daß sie vielleicht eine Amalgamvergiftung habe, sah Sonja im Frühling 1993 im Fernsehen eine Talkshow zum Thema Amalgam. Sie nahm sofort den Kontakt mit der Beratungsstelle von Ellen Carl auf, die sie mit genügend Informationsmaterial versorgte, um sich ein Bild machen zu können. In den Ausführungen von Dr. M. Daunderer fand sie alle ihre Beschwerden aufgelistet. Was für ein Aha-Erlebnis! Endlich etwas Greifbares, endlich eine Perspektive!

Sonja ließ sich im Oktober 1993 die Amalgamfüllungen ohne Schutzmaßnahmen (Kofferdam, Sauerstoff) entfernen. In diesen vier Wochen, so lange dauerte diese Prozedur, war sie fast bewegungsunfähig ans Haus gebunden. Sie bekam unerträgliche Kopf- und Kieferschmerzen, die vom Trigeminusnerv ausgingen, und sie konnte vor Schwindel nicht mehr richtig gehen. Sie lebte mit Schmerztabletten und hatte den ganzen Tag eine heiße Wärmflasche im Gesicht, um die Schmerzen erträglicher zu machen. Ihre psychische Verfassung war jedoch besser denn je. Sie nahm alles geduldig in Kauf, denn sie wußte jetzt, daß ihre Krankheit einen Namen hatte: Amalgamvergiftung.

Sofort am Tag der Entfernung der letzten Füllung bekam Sonja ihre erste DMPS-Spritze. Die schrecklichen Kopfschmerzen waren wie weggeblasen und im Laufe der nächsten Tage verschwanden die dicken Lymphdrüsen. Die Laborwerte der Urinuntersuchung nach DMPS ergaben Höchstwerte: 1.674 µg/g Krea. Kupfer, 544 µg/g Krea. Quecksilber und 20 µg/g Krea. Zinn.

Die zweite Spritze erfolgte sechs Wochen später mit folgenden Laborergebnissen: 1.454 µg/g Krea. Kupfer und 132 µg/g Krea. Quecksilber. Daraufhin war eine weitere wesentliche Besserung von Sonjas Befinden zu verzeichnen. Die Rachenentzündung wie auch die Muskelschwäche in den Beinen verschwanden und das Schwindelgefühl war nicht mehr ständig und nicht mehr so schlimm zu verspüren. Von Januar bis Juni 1994 nahm sie dann sechs DMSA-Kapseln ein, und daran anschließend bekam sie die vorerst letzte DMPS-Spritze. Nach zwei Wochen war Sonja beschwerdefrei bis auf das Schwindelgefühl, das aber nur noch leicht bei Wetterumschwung und bei Föhn auftrat.

Sonja verbrachte einen wunderbaren Sommer voller Unternehmungen wie schon seit Jahren nicht mehr. Sie fühlte sich so gut, war wieder belastbar und sie traute sich wieder alles zu - ein völlig neues Lebensgefühl!

Im Oktober 1994 wurde ihr nach einem Jahr Kunststoff in den Zähnen eine EAV-ausgetestete (EAV = Elektroakupunktur nach Voll) Goldlegierung in Form von Kronen und Inlays eingesetzt. Im Januar 1995 nahm sie ihre beiden letzten DMSA-Kapseln ein - die Entgiftung war für sie abgeschlossen.

Zwei Wochen danach trat wieder ein zunehmendes Schwindel- und Benommenheitsgefühl sowie die schon bekannte allgemeine Schwäche auf. Ein Toxikologe entdeckte in Sonjas Panoramaröntgenbild noch einen Metallherd im Kleinhirn sowie vier Kieferherde, und er vermutete eine totale Metallunverträglichkeit. Dieser Befund war auch in Übereinstimmung mit den nun wieder im Mund erscheinenden weißen, pilzartigen Flecken und dem trotz Parodontose-Behandlung zurückweichenden Zahnfleisch. Er riet ihr, die Goldfüllungen und Kronen wieder entfernen und die beherdeten Zähne ziehen zu lassen. Gleichzeitig sollte noch mit einer weiteren intensiven Entgiftung begonnen werden

Zuerst stürzte Sonja in ein tiefes Loch. Ihre Depressionen waren so schlimm, daß ein Nervenzusammenbruch drohte. Soll nun alles noch mal von vorne beginnen? Nach mehreren Wochen sah sie wieder klarer: Sie entschloß sich, zuerst das Gold im Oberkiefer entfernen zu lassen, um dadurch besser entgiften zu können. Sie fand sich auch damit ab, daß zwei beherdete Zähne gezogen werden mußten. Bezeichnenderweise verursachten gerade diese Zähne in den letzten Wochen Beschwerden. Sonja erhielt also wieder Kunststoff oder Zement als Zahnfüllungen und in regelmäßigen Abständen DMPS-Spritzen.

Das sich einstellende bessere Befinden nach dieser Prozedur ist nicht die einzige gute Nachricht: Da Sonja in den mittlerweile durchgeführten Allergietests Reaktionen auf Amalgam, Quecksilberchlorid und Palladium zeigte, hat sich die Krankenkasse bereit erklärt, die ihr entstandenen Kosten zu übernehmen - die Klage vor dem Sozialgericht ist also überflüssig!

Robert, Jahrgang 1965: Ständige Müdigkeit, Erschöpfungszustände, Akne und eitrige Abszesse, Magenbeschwerden, Depressivität

Robert erhielt die ersten Amalgamfüllungen im Alter von 8 Jahren, bis zum 12. Lebensjahr waren es dann insgesamt 10 Amalgamfüllungen. Diese wurden in den folgenden Jahren regelmäßig erweitert und vergrößert.

In der Jugendzeit war Robert von Akne geplagt, aber sicher nicht mehr oder weniger als viele andere Jugendliche. Gelegentliche Versuche der dermatologischen Behandlung waren praktisch umsonst.

Mit etwa 17 Jahren erfolgten weitere umfangreiche Amalgamversorgungen in drei Zahnarztsitzungen. Die vorhandenen Füllungen wurden größtenteils ausgetauscht bzw. wegen Karies erweitert. Danach waren praktisch alle Backenzähne großflächig gefüllt.

Der Beginn der gesundheitlichen Probleme kann mit dem 20. Lebensjahr festgelegt werden. Zu dieser Zeit begann Robert ein technisches Studium, das er zwar ohne größere Probleme bewältigen konnte, doch sein Gesundheitszustand, der sich ganz langsam und schleichend zu verschlechtern begann, machte ihm zunehmende Probleme. Dies zeigte sich in verschiedenen Erscheinungen:

Das Schlafbedürfnis wurde immer größer: Wo er mit 20 noch des öfteren bis morgens um drei Uhr in einem Tonstudio jobbte, mußte er drei Jahre später schon um neun Uhr abends ins Bett, um am nächsten Morgen einigermaßen ausgeschlafen zu sein. Das Schlafbedürfnis nahm noch weiter zu, so daß er zuletzt bereits um 20 Uhr todmüde und erschöpft ins Bett fiel und morgens trotzdem sich nicht besonders erholt wieder aus den Federn quälte. Eine Begebenheit mag diese abendliche Erschöpfung anschaulich machen: Um sein Schlafsofa als Bett herzurichten, mußte er das Leintuch über die Matratze breiten und den überstehenden Stoff rundherum unter die Matratze stecken. War diese Tätigkeit früher etwas, worüber er überhaupt nicht nachdachte, empfand er diese „Arbeit" schließlich als so mühevoll, daß er irgendwann nur noch das Tuch über die Matratze warf, um dann völlig fertig ins Bett zu fallen. Dies wohlgemerkt ohne etwas besonderes geleistet zu haben, außer einen halben Tag Vorlesungen zu hören!

Zur schon bestehenden Akne kamen weitere Hautprobleme hinzu. Immer wieder bildeten sich eitrige Abszesse im Gesicht und am Rükken. Der naturheilkundlich orientierte Hausarzt diagnostizierte eine Störung der Darmflora. Die Behandlung mit Perenterol brachte, solange es eingenommen wurde, eine gewisse Besserung.

Eine immer stärkere Magenempfindlichkeit stellte sich ein. Dies ging so weit, daß bereits eine Tasse nicht besonders starken Kaffees starke Magenschmerzen auslöste.

Roberts psychische Verfassung verschlechterte sich ebenfalls ständig. Immer öfter, zuletzt eigentlich ständig, war seine Stimmung depressiv, verbunden mit Reizbarkeit ohne jeglichen äußeren Anlaß. Obwohl ihm die Situation bewußt war, konnte er die negativen Gefühle kaum beeinflussen. Dazu kam eine zeitweise Gleichgültigkeit; weder schöne Dinge noch traurige Anlässe konnten eine nennenswerte Gemütsregung auslösen. All das konnte er lediglich als außenstehender Beobachter an sich selbst wahrnehmen, er war jedoch unfähig, etwas daran zu ändern.

Diese Erscheinungen, die man ja nicht direkt als krank, aber auch nicht als gesund bezeichnen kann, waren Robert einerseits bewußt, wurden von ihm aber auch nicht richtig registriert. Da er seit seinem 20. Lebensjahr auf gesunde Lebensweise achtete, nicht rauchte, kaum Alkohol zu sich nahm, gesunde Ernährung berücksichtigte, war es für ihn schon irgendwie in Ordnung, so wie es war. Er lebte ja so gesund!

Die Erschöpfungszustände, die keinen Raum mehr ließen für andere Aktivitäten neben Studium bzw. Beruf, die depressiven Stimmungen und all die anderen Mißlichkeiten hat Robert als normal empfunden. Durch das langsam schleichende Auftreten hatte ein Gewöhnungsprozeß stattgefunden.

Im Jahre 1989 las Robert in einer Zeitschrift, die sich mit Gesundheitsproblemen befaßte, eine Artikelreihe über die Gefährlichkeit von Amalgam. Nachdem er die ersten zwei Artikel ersteinmal übergangen hatte („geht mich nichts an"), wurde er beim dritten Artikel doch aufmerksam und las dann die ganze Abhandlung. Er erschrak darüber, als er erfuhr, daß Amalgamfüllungen Quecksilber enthalten.

Die Tatsache, daß Quecksilber ein hochgiftiges Material ist, war ihm schon länger bekannt (z.B. Gefährlichkeit eines zerbrochenen Fieberthermometers). Sein Hausarzt, der ihn bereits seit einigen Jahren wegen der schon beschriebenen Haut- und Magenprobleme behandelte, äußerte, als Robert ihn auf das Thema Amalgam ansprach: „Ja, das kann schon sein, vielleicht kommen daher Ihre Magenbeschwerden - aber von der Thematik verstehe ich leider nichts, da gehen Sie besser zu Dr. Daunderer, das ist ein Toxikologe, der sich speziell mit dieser Thematik befaßt."

Kurz darauf war Robert Teilnehmer eines Treffens des Münchener Quecksilberkreises von Frau Ellen Carl, bei dem er eine Liste mit Symptomen der Amalgamvergiftung erhielt. Beim Lesen wurde ihm bewußt, wie viele der aufgezählten Symptome für ihn zutrafen. Durch das Informationsmaterial und die Beratung erfuhr er über die notwendigen Maßnahmen zur Entfernung des Amalgams und zur Entgiftung des Körpers.

Im Herbst 1990 erfolgte dann der erste Schritt: das Herausbohren aller Amalgamfüllungen. Die Arbeiten ließ er bei dem Zahnarzt machen, der ihm die Füllungen verpaßt hatte. Dieser erklärte sich bereit, einen Kofferdam zu verwenden. Leider hatte er keine Erfahrung in der Anwendung dieses Schutzes und konnte ihn nicht sachgerecht anbringen. Also wurden die Füllungen nur unter normalem Absaugen entfernt, eine Tatsache, die sich später als großer Fehler herausstellen sollte. In vier Sitzungen wurden die Amalgamfüllungen durch lichtgehärteten Kunststoff ersetzt.

Daß das Amalgam die Ursache für die bestehenden Gesundheitsprobleme war, zeigte sich bereits in den Wochen nach dem Entfernen der letzten Füllungen. Die Hauterkrankungen besserten sich deutlich, obwohl das Medikament Perenterol abgesetzt wurde. Deutlich besserten sich auch die Magenempfindlichkeiten. Weiterhin bestehen blieben jedoch noch die Erschöpfungszustände und die Depressivität. Die Erschöpfung wurde nach dem Herausbohren des Amalgams noch erheblich schlimmer; ein 15minütiger Spaziergang hatte bereits eine völliges Erledigtsein zur Folge. Dies ist wohl als Resultat der zusätzlichen Giftaufnahme des Körpers durch die Amalgamentfernung ohne Schutzmaßnahmen anzusehen.

Geradezu sehnsüchtig erwartete Robert den ersten Termin der Entgiftungsbehandlung mit DMPS, in der Hoffnung, daß die noch bestehenden Beschwerden endlich eine Besserung erfahren würden. Im Frühjahr 1991 war es dann soweit - aber die Erwartungen wurden zunächst einmal enttäuscht. An den gesundheitlichen Beschwerden änderte sich ersteinmal nichts. Laut Laborergebnis wurde hauptsächlich Kupfer, aber kaum Quecksilber ausgeschieden. Ersteres wird an DMPS bevorzugt gebunden; erst nach weiteren Spritzen, wenn die Kupferdepots weiter abgebaut worden sind, kann das Quecksilber in größeren Maß ausgeschieden werden.

In der darauffolgenden Zeit wurde im Abstand von 3-8 Wochen die Behandlung mit DMPS wiederholt. Bei der dritten Spritze war dann endlich der Erfolg spürbar! Die Depressivität besserte sich wesentlich; Robert hatte seit langem wieder das Bedürfnis, sich mit Freunden und Bekannten zu treffen. Überhaupt verspürte er mehr Lebensenergie.

Nach etwa zwei Monaten schlichen sich jedoch wieder die alten Symptome ein; die neugewonnene Lebensqualität ging langsam wieder verloren. Dies war Anlaß, wieder eine DMPS-Spritze zu bekommen. Die Wirkung war wieder unmittelbar positiv.

Wie geht es Robert heute? Nach der Entgiftungsbehandlung mit DMPS und gelegentlicher Einnahme von DMSA kann er sagen „es geht mir gut", allerdings unter bestimmten Bedingungen: Eine regelmäßige Lebensführung, gesunde Ernährung und viel Schlaf sind notwendig, um das Wohlbefinden zu erhalten. Dies empfindet er aber nicht als großes Problem. Die Erfahrung mit der Amalgamvergiftung hat ihm gelehrt, daß mit der Beschränkung auf die wesentlichen Dinge ein durchaus glückliches Leben mit Qualität geführt werden kann.

Johann, Jahrgang 1957

Seine Symptomliste ist so lang, daß sie in Form einer Tabelle (siehe auch Tab. 4, S. 45) dargestellt werden muß. Die zusätzlichen Symbole bedeuten:

♥ Symptom ist nach der Entfernung der Zahnmetalle (Amalgam, Gold im Gegenbiß, Palladium-Brücken) verschwunden.

♠ Besserung mit zunehmender Entgiftung.

Angst zu ersticken♥	Gewichtsverlust♠	Pilzerkrankungen♥
Antriebslosigkeit♠	Herzrhythmusstörungen♠	Rachenschmerzen♥
Atemnot♥	Infektneigung♠	Reaktion verlangsamt♠
Bauchschmerzen♥	Kopfschmerzen (Migräne)♠	Sauerstoffmangel (im Blut)♥
Bewußtseinsstörung♠	Kreislaufstörungen♥	Schlaflosigkeit♥
Blähungen♥	Kreuzschmerzen♠	Schnupfen, hartnäckig♠
Darmerkrankung♠	Lähmungen♠	Schwächegefühl♠
Eisenmangel♥	Leberschaden♠	Schweißausbrüche♠
Ekzeme♠	Merkfähigkeit reduziert♠	Schwindel♠
Energielosigkeit♠	Nervenschwäche♠	Sehnen-/Bänderschmerzen♥
Ermüdung, ständige♠	Nervosität♠	Selenmangel♥
Flechtenerkrankung♠	Niedriger Blutdruck♠	Stottern♥
Gelenkschmerzen♥	Nierenschaden♥	Zahnfleisch blauviolett♥
Gesichtszuckungen♥	Pelzigkeit♥	Zittern, Zitterschrift♥

Johann erzählt:

„Wir haben zu Hause eine kleine Landwirtschaft und im Nebenerwerb arbeitete ich als Vorarbeiter bei einer Baufirma. Meine Leistungsfähigkeit fiel mir nicht besonders auf, denn das war ja normal. Wenn ich von der Arbeit heimgekommen bin, habe ich noch ein paar Stunden Feldarbeit verrichtet, oder ich habe mit meiner Frau und meinem Sohn noch einen Waldlauf oder eine Radltour unternommen. Ich war auch ein begeisterter Skifahrer. Ohne zu ermüden und ohne irgendwelche gesundheitliche Probleme bin ich acht Stunden am Tag auf Skiern gestanden.

Unter Mandelentzündungen hatte ich schon seit meinem 20. Lebensjahr zu leiden. Mit der steigenden Anzahl der Zahnfüllungen trat diese Krankheit immer öfter auf, und die Beschwerden wurden auch immer intensiver.

Ab etwa 1993 fühlte ich mich dann zunehmend schlapp und krank. Wir mußten dann die Tierhaltung aufgeben, weil es einfach nicht mehr zu schaffen war.

Im Winter 1993/94 hatte ich nach zwei Stunden Skifahren Gelenkschmerzen, dazu Bänder-, Sehnen- und Kreuzschmerzen, so daß ich aufhören mußte. Ein Schnupfen dauerte ein paar Monate und verging dann überhaupt nicht mehr.

Ich dachte, ich werde einfach älter, es geht nicht mehr so wie früher. Aber wenn ich meine Freunde und Bekannten anschaute, dann waren die fit, obwohl manche älter waren als ich. Die lachten mich aus und sagten: ‚Opa, kannst nicht mehr!'

Mir fiel dann auch auf, daß ich mir nicht mehr merken konnte, was mir die Leute sagten. Die Vergeßlichkeit wurde immer schlimmer und kam so weit, daß ich mir alles aufschreiben mußte. Da dachte ich mir schon selbst manchmal, ich wäre blöd. Manchmal hörte ich Freunde und Arbeitskollegen oder daheim in der Familie, daß die meinten, ich sei verkalkt. Manchmal stand ich daheim in der Landwirtschaft oder in der Firma vor einer Arbeit und schaute nur so vor mich hin, denn ich war zu nichts mehr entschlossen und wußte nicht mehr, ob ich es so oder anders machen sollte.

Manchmal, wenn mich jemand ansprach, reagierte ich gar nicht oder nur sehr langsam. Es dauerte fünf Minuten, bis einer eine Antwort bekam, oder mir wurde die gleiche Frage noch einmal gestellt. Der Frager sagte dann: ‚Ja, was ist los? Bekomme ich heute noch eine Antwort oder morgen?'

Beim Autofahren passierte es, wenn einer vor mir gehalten hat, wäre ich beinahe von hinten aufgefahren. Meine Frau oder mein Sohn schrien mich an: ‚Paß doch auf, siehst Du nicht richtig?' Wenn eine Ortschaft kam, bin ich mit gleicher Geschwindigkeit durchgefahren, denn ich hatte das Ortsschild einfach nicht bemerkt. Auch diese Symptome hatten fast unbemerkt begonnen und wurden dann immer schlimmer, bis meine Frau sagte, daß sie lieber fahren wolle, denn sie sei doch nicht lebensmüde.

Wegen der zunehmenden Kreuzschmerzen ging ich schon 1992 zum Hausarzt. Doch auch nach Überweisung zu einem Orthopäden, nach Fango und Massagen wurde es nur vorübergehend besser, so daß ich mich dann mit den ständigen Schmerzen abgefunden habe. In dieser Zeit kamen auch die ersten Gedanken, ob vielleicht die Arbeit zu schwer ist. Auch bemerkte ich im Mund einen Metallgeschmack; das Essen schmeckte immer so, als wäre es mit Eisenspänen gewürzt, was beim Kauen von Kaugummi besonders schlimm war. An den Zähnen, die Amalgamfüllungen hatten, war das entzündete Zahnfleisch schon immer dunkelrot bis blauviolett. Mein Zahnarzt meinte nur, daß ich die Zähne besser putzen soll. Aber auch wenn ich noch mehr putzte, gingen die Entzündungen nicht zurück - im Gegenteil, sie wurden schlimmer. Ich ging immer regelmäßig zum Zahnarzt. Weil er dann nichts mehr sagte, war ich der Meinung, es wird dann wohl so passen.

Im Frühjahr 1994 habe ich bei der Feldarbeit nicht einmal mehr bemerkt, daß ich schon beim Nachbarn ein paar Meter umgeackert hatte.

Als ich mir dann ein Grundstücksverzeichnis anlegen mußte, wußte ich nicht mehr, was auf den Feldern angebaut und ausgesät war. Ähnliche Probleme traten auch in meiner Arbeitsstelle auf. Dort konnte ich den Bauplan nicht mehr aus der Hand legen, weil ich mir keine Maße mehr merken konnte. Aus einem Vorarbeiter war ein hirnloser Mensch geworden. Ich ging auch nicht mehr zur Arbeit, ich schleppte mich.

Ich wurde immer krankheitsanfälliger - ein bißchen Zugluft, schon hatte ich eine Mandelentzündung mit Fieber, Husten und Rachenbrennen. Den ständigen Schnupfen hatte ich ja wie gewohnt. Die Lebensqualität wurde immer schlechter und ich wußte nicht warum.

Ich war energielos, hatte weder Lust zu arbeiten noch Lust, in der Freizeit etwas zu unternehmen. Ich lag oder hockte ständig nur herum wie ein 80jähriger und das bei ständiger Müdigkeit. Im Kopf hatte ich ein Gefühl, vielleicht ist es auch besser Spannung zu nennen, als hätte mir einer ein Nudelholz darübergehauen. Mit meiner Verdauung stimmte auch etwas nicht - Unwohlsein und Appetitlosigkeit nahmen zu.

Wenn ich Schreibarbeiten erledigen mußte, bemerkte ich ein zunehmendes Zittern. Nicht nur meine Schrift war zitterig - auch ich selbst war nervös und nervenschwach. Früher war ich ein sehr ruhiger und gelassener Mensch.

Im August 1994 freute ich mich auf den schon ersehnten Urlaub, auf den wir das ganze Jahr gespart hatten und wovon ich mir Ruhe und Erholung und die Besserung meines gesundheitlichen Zustandes erhoffte. Aber das Gegenteil trat ein. Ich bekam einen Blähbauch, ich sah aus wie eine schwangere Frau, und ich konnte nichts mehr essen. Der Arzt vermutete eine Lebensmittelvergiftung, die wohl nach 3 Tagen vorbei sein sollte. Als keine Besserung eintrat, wurde ich zum Chefarzt des Krankenhauses überwiesen. Dieser war der gleichen Meinung - nach ein bis zwei Tagen werde alles vorbei sein und wir könnten ruhig in den Urlaub fliegen. Aber auch diese Diagnose war nicht richtig, und so lag ich vom ersten bis zum letzten Urlaubstag im Bett - zu den Blähungen kam dann auch noch Fieber (Die richtige Diagnose wäre gewesen: Darmmykose [Pilzerkrankung]). Die Blähungen vergingen nicht mehr, Stuhlgangbeschwerden kamen hinzu und meine Schlafenszeit verkürzte sich immer mehr, bis ich überhaupt nicht mehr schlafen konnte. Es ist häufig vorgekommen, daß ich nachts aufschreckte, am ganzen Körper zitterte und dabei waren meine Hände und Füße pelzig und gefühllos, das Bett war naßgeschwitzt.

Im Oktober 1994 konsultierte ich dann einen weiteren Arzt, denn ich brauchte ja eine Krankmeldung. Ich war nicht mehr arbeitsfähig und für die Landwirtschaft mußte ein Betriebshelfer eingestellt werden, der bei mir bis heute noch beschäftigt ist und den ich natürlich auch bezahlen muß. Die erste Diagnose dieses Arztes war Darmkrebs. Es folgten viele Untersuchungen: EKG, TBC-Test und eine Überweisung zu einem Lungenfacharzt, doch alles ohne Ergebnis. In der HNO-Klinik wurden dann Untersuchungen zu den Zungen- und Rachenschmerzen und zu den Beschwerden mit der Mundschleimhaut gemacht - auch hier konnte keine Diagnose gestellt werden. Endlich wurden Stuhlproben untersucht und es wurde der Pilzbefall festgestellt. Aber der Arzt war nicht fähig, hier eine Therapie anzubieten. Er behauptete: ‚Pilze kann doch jeder haben und es ist bei Ihnen nur alles Einbildung. Es ist ein psychisches Problem‘. Nach der Überweisung zum Neurologen/Psychiater bekam ich dann drei Wochen lang viele Medikamente - und mit der Gesundheit ging es noch mehr bergab.

Nachdem mir ein Teil einer Amalgamfüllung weggebrochen war, ging ich zum Zahnarzt und wollte eine Kunststoffüllung als Ersatz gelegt haben. Ich habe dann mit dem Arzt fast gestritten; er hat keinen Kunststoff gelegt und den Amalgamrest natürlich ohne Schutz entfernt. Er behauptete, daß im neuen Amalgam, das er verarbeitet, nur noch 2% Quecksilber enthalten sind (Anmerkung: die Non-Gamma-2-Lüge, siehe Kap. 2.1) und dieses damit überhaupt nicht mehr giftig ist. In den folgenden zwei Wochen gings mir dann noch viel schlechter.

Die Schmerzen im Verdauungstrakt wurden schon unerträglich, zu den schon gewohnten Beschwerden kam ein Stechen in der Leber dazu. In der linken Hand verspürte ich die ersten Anzeichen einer Lähmung - zum Schluß war die Hand vollständig gelähmt. Wenn ich die Zeitung oder die Post lesen wollte, sah ich die Schrift nur verschwommen oder doppelt und dreifach.

Nach der Verordnung von Nestantin Mutaflor Paidoflor durch einen Heilpraktiker ist wenigstens mein Darm etwas saniert worden, immerhin hatte ich beginnend mit 86 kg Körpergewicht mittlerweile bis auf 67 kg abgenommen.

Mir war jetzt klar: Wenn jetzt nichts passiert, dann geht mein Leben schnell dem Ende zu. Ich war ein Knochengestell, das sich selber nicht mehr richtig fortbewegen konnte - ein Auto konnte ich schon lange nicht mehr fahren.

82

Bei einem neuen Heilpraktiker wurde ich mit einem Elektro-akupunktur-Gerät vermessen. Dieser war über die schlechten Werte meiner Entgiftungsorgane wie Leber, Milz, Nieren und Darm er-schrocken. Da er keine klare Diagnose erstellen konnte, überwies er mich an eine Spezialistin für Darmmykosen, aber auch deren Thera-pien scheiterten (solange ich noch das Gift im Mund hatte). Beim Hautarzt landete ich dann auch noch, als auf meinem Rücken viele braune und schwarze Flecken auftauchten - eine Erklärung fand auch dieser nicht (nach der Sanierung der Zähne verschwanden diese Flek-ken wieder).

Da sich mein Zustand weiter verschlechterte, suchte ich noch den Dr. Hochenegg in Österreich auf. Seine Spritzentherapie führte erst mal zu einer Besserung, die mir neue Hoffnung gab. Aber nach einigen Wochen war mein Traum wieder zu Ende.

Nach einem Anruf bei der Landesärztekammer wurde mir ein Arzt in Augsburg für meine Serie von Krankheiten empfohlen. Nach 10 Minu-ten Gespräch mit diesem Internisten meinte dieser: ‚Bis nach Augs-burg zu fahren ist doch ganz schön weit, ein Arzt in der Nähe wäre doch für Sie besser. Ich habe jetzt auch sehr schlecht Zeit für Sie.‘ Er gab mir keinen anderen Termin, sondern er wimmelte mich einfach ab und war froh, als ich die Praxis verließ.

Im Januar 1995 bekam ich auch noch furchtbare Schmerzen in den Nieren und Brennen in der Blase. Nachdem ich dann große Probleme hatte, Urin zu lassen, wurden beim Urologen Urin- und Prostata-Un-tersuchungen, auch mit Ultraschall, durchgeführt. Doch wie schon so oft - auch hier kein Befund.

Ende Februar bekam ich eines Abends unerträgliche Schmerzen im Oberbauch, die über die sonst schon „gewohnten" Beschwerden im Verdauungsbereich hinausgingen. Ich lag am Boden vor Schmerzen. Mitten in der Nacht kam ich dann ins Krankenhaus. Nach einer Unter-suchung wurde ich aber gleich wieder nach Hause geschickt - ohne Befund.

Mein Gesundheitszustand war nun schon lebensgefährlich gewor-den. Mit Herzrhythmusstörungen, Atemnot und Erstickungsanfällen sank mein Blutdruck von 140/80 bis auf 90/55, der Pulsschlag von 75 bis auf 46 pro Minute. Kreislaufzusammenbrüche gehörten zur Tagesordnung, Essen war überhaupt nicht mehr möglich und ich trank nur noch Astronautennahrung, um mich am Leben zu erhalten. Stuhl-

gang hatte ich auch keinen mehr, nur noch starke Schmerzen im Verdauungstrakt. Ich konnte nicht mehr richtig sprechen - ich begann zu stottern und die Gesichtsnerven zuckten. Die Bewußtseinsstörungen waren wie ein fortgesetzter Filmriß, die Muskulatur an Armen und Beinen ging zurück.

Ich wurde ins Krankenhaus eingewiesen. Dort hat man mich beruhigt: ‚Wir entfernen bei Ihnen die Milz und einen Teil der Leber, dann werden Sie wieder gesund!‘ - Da habe ich dieses Krankenhaus verlassen. Als ich im nächsten Krankenhaus meine Krankheitsgeschichte dem diensthabenden Internisten erzählte, meinte dieser: ‚Das ist bei Ihnen alles psychisch, suchen Sie sich schon mal einen Platz in der Nervenklinik Haar oder in Günzburg.‘

Gerade noch rechtzeitig kam dann das Ergebnis einer EAV-Messung (Elektroakupunktur nach Voll) des Heilpraktikers: Vergiftung durch Amalgam!

Im gleich anschließend durchgeführten DMPS-Test wurden sehr hohe Werte gefunden: 388 µg Quecksilber/g Kreatinin! Bei einer bioelektronischen Funktionsdiagnostik wurde ebenfalls eine enorme Schwermetallbelastung des Körpers festgestellt. Durch Zufall erfuhr ich dann von einem ebenfalls mit Amalgam vergifteten Kollegen die Adressen der Beratungsstellen von Ellen Carl in Gräfelfing und von Ursula Renz in Donauwörth. Von diesen Damen wurde ich dann richtig aufgeklärt und so vor dem Tod bewahrt - in meinem Zustand hätte ich sonst keine 14 Tage mehr überlebt. Denn erst durch die Beratungsstellen erfuhr ich Adressen von Ärzten und Zahnärzten, die sich mit Vergiftungen überhaupt auskennen.

Bei der nächsten Gelegenheit hatte ich dann einen Termin bei Zahnarzt Dr. Kreger. Als ich ihm die mitgebrachte Panoramaaufnahme meines Kiefers überreichte, konnte der Zahnarzt die meisten meiner Krankheiten mit den Schwermetallbelastungen durch die Zähne in Zusammenhang bringen. Daneben erkannte er noch tote und beherdete Zähne sowie Amalgamablagerungen im Kiefer.

Die Sanierung meiner Zähne dauerte dann etwa zwei Monate. Je mehr Amalgam entfernt wurde, um so mehr verbesserte sich mein Gesundheitszustand, Zahn für Zahn und Plombe für Plombe - es war für mich, als wäre ein Wunder geschehen.

Nachdem ich die ärztliche Betreuung in die Hände eines Umweltmediziners legte, ging der Ärger mit der Krankenkasse los: ‚Warum

haben Sie unter dem Quartal den Arzt gewechselt?' Statt erfreut dar-
über zu sein, daß ich endlich einen Arzt gefunden hatte, der mir helfen
kann, wäre es der Krankenkasse wohl lieber gewesen, wenn ich bis
zum Quartalsende beim vorherigen Arzt gestorben wäre. Telefonisch
mußte ich mir auch noch vom Geschäftsführer der Krankenkasse an-
hören: ‚Jetzt brauchen Sie bloß noch zu behaupten, die ganze Krank-
heit kommt vom Amalgam!' Ich war mir aber sehr sicher, daß die
Amalgamdiagnose die richtige war. Mein jetziger Arzt war der erste,
der mich nicht gleich erschrocken und selbst unsicher zum Nervenarzt
oder zum Psychiater schicken wollte. Ich hatte das Gefühl, daß er sich
mit der Schwermetallvergiftung auskennt.

Die notwendigen Medikamente und Spritzen wurden für meinen
Körper zusammengestellt. Nach einem längeren Kampf mit der Kran-
kenkasse genehmigte diese eine Sauerstoffbehandlung für mein Blut,
die eine relativ schnelle Verbesserung meines gesundheitlichen Zu-
standes brachte. Aber die Freude dauerte nicht lange - die Genehmi-
gung wurde dann schriftlich widerrufen.

Diese Herren von der Krankenkasse sind sich natürlich keiner
Schuld bewußt. Sie wissen nicht, daß die ganze Krankheit und die un-
nötigen Kosten nur durch giftige Kassen-Zahnfüllungen verursacht
wurden. Zweiundzwanzig Jahre habe ich Beiträge an die Krankenkas-
se bezahlt und meine Firma den gleichen Anteil - und was ist gesche-
hen? Mit meinen eigenen Beiträgen wurde ich vergiftet. Hätte ich an
solche Vereine nie einen Pfennig bezahlt, wäre ich heute nicht nur
reich, sondern gesund! Aber man ist gesetzlich verpflichtet, die
Massenvergiftung hinzunehmen.

Durch einen Herzspezialisten wurde mein Herz gründlich unter-
sucht. Hier wurde ich auch auf den Sauerstoffmangel wegen der toxi-
schen Prozesse in meinem Körper hingewiesen. Ein Hauttest bei ei-
nem Hautarzt ergab dann noch eine schwere Amalgam-Allergie. Die
Blutuntersuchung ergab auch noch Eisenmangel, was bei Amalgam-
vergiftungen sehr häufig ist.

Wenn ich heute noch lebe, habe ich das in erster Linie meiner Fami-
lie zu verdanken, die immer zu mir gehalten hat. Wenn ich alleine ge-
wesen wäre, ich weiß nicht, ob ich mich nicht umgebracht hätte. Man
braucht eine starke Unterstützung, um den Kampf gegen die Vergif-
tung, die unwissenden Ärzte und die Krankenkasse bestehen zu kön-
nen!"

Beate, Jahrgang 1956: Vergrößerung der Schilddrüse, Problem-Schwangerschaft mit Schädigung des Kindes (paroxysmale Choreoathetose), chronische Hals- und Nebenhöhlenentzündungen, chronisch geschwollene und schmerzende Lymphknoten, Schmerzen im Knie- und Hüftgelenk, Schluckstörungen, ständige Müdigkeit und Kopfschmerzen, gynäkologische Beschwerden, Sehstörungen, ständige Übelkeit, Gleichgewichtsstörungen, Zungenbrennen, Kieferschmerzen u.v.a.m.

Seit der Kindheit Amalgamfüllungen, seit 1980 zusätzlich Kronen und Brücken aus unterschiedlichen metallischen Legierungen, seit 1989 Palladium-Basis-Legierungen.

Beate berichtet:

„Seit Anfang der achziger Jahre traten immer mal wieder Panikattacken bei mir auf, die durch ein Gefühl verursacht wurden, als hätte ich einen Kloß im Hals. Eine Untersuchung der Schilddrüse ergab eine Vergrößerung des rechten Schilddrüsenlappens. Um eine Operation zu vermeiden und einer weiteren Vergrößerung vorzubeugen, wurde mir ein Schilddrüsenpräparat (L. Thyroxin 100) verordnet.

1984 wurde mein Sohn Thilo nach einer sehr komplizierten Schwangerschaft geboren: Im 3. Monat drohte eine Fehlgeburt und ab dem 7. Monat wegen ständiger Wehen Einweisung ins Krankenhaus (strenge Bettruhe, wehenhemmende Medikamente und Infusionen). Als Thilo zwei Jahre alt war, traten bei ihm starke Bewegungsstörungen der oberen und unteren Extremitäten auf. Die verzweifelte Suche nach einer Diagnose und Therapie führte uns damals durch viele Arztpraxen mit sehr unangenehmen Untersuchungen für meinen Sohn. Nach einem Jahr dann die Diagnose: Paroxysmale Choreoathetose (= in Anfällen auftretende Steigerung der Motorik mit z.T. unwillkürlich ablaufenden Bewegungen, Störung des Zentralen Nervensystems). Viele Fragen bleiben bis heute offen: Gibt es eine Therapie, ist die Krankheit lebenslang?

Im Sommer 1989 erfolgte die Trennung von meinem Mann. Etwa nach einem halben Jahr war ich bereit, mein Leben neu zu gestalten. Eine Sanierung meiner Zähne war notwendig geworden. Mein Zahnarzt verpaßte mir Ende 1989 eine neue Brücke und mehrere Einzelkronen. Kurz darauf gingen die Beschwerden los. Es fing an mit ständigen Hals- und Nasennebenhöhlenentzündungen, begleitet von geschwollenen, schmerzenden Lymphknoten an der linken Halsseite; Fieber trat dabei aber nie auf. Dann ab Frühjahr 1990 unerklärliche Schmerzen im Knie- und Hüftgelenk. Joggen, das mir immer viel Freude bereitet hat, mußte ich ganz einstellen. Welche Therapie boten die Ärzte an? Die HNO-Ärzte verschrieben natürlich Antibiotika und der Orthopäde fand keine Erklärung für die Beschwerden (eventuell Verschleiß?).

Im Spätsommer 1990 trat ein Engegefühl in der Speiseröhre auf. Ich konnte nicht mehr richtig schlucken, verschluckte mich oft und manchmal blieben mir Bissen buchstäblich im Halse stecken. Diese Beschwerden verstärkten sich so, daß ich mich im Jahr 1991 nur noch mit Flüssigkeiten ernähren konnte. Dabei fühlte ich mich ständig schlapp und müde, neue Beschwerden kamen hinzu - mal war das eine, dann das andere Organ betroffen.

Meine Bemühungen, in meinem erlernten Beruf als Kauffrau wieder Fuß zu fassen, schlugen fehl. An eine neue Beziehung war gar nicht zu denken.

Die Unterleibsprobleme, die 1992 mit unregelmäßigen Perioden und dauernden Schmerzen noch dazu kamen, ließen die Liste der konsultierten Ärzte mit Allgemeinmedizinern, Internisten und Gynäkologen weiter anwachsen. Die ständigen Kopfschmerzen, die insbesondere nach körperlicher Anstrengung auftraten, schränkten die Lebensqualität weiter ein. Verschwommenes Sehen, Licht- und Geräuschüberempfindlichkeit und Schreckhaftigkeit kamen dazu.

Von den konsultierten Ärzten wurde mir nun dringend zu einer Psychotherapie geraten, um meine ,psychosomatischen Beschwerden' besser in den Griff zu bekommen. Also machte ich in der folgenden Zeit (ca. 1 Jahr) zwei Gesprächstherapien und ich erlernte Autogenes Training. Nichts half! Im Gegenteil, die Schmerzen wurden schlimmer und neue Symptome kamen dazu: Ständige Übelkeit, Gleichgewichtsstörungen, starkes Zungenbrennen, Kieferschmerzen, Knoten und Schwellungen im Gesicht.

Ich wurde menschenscheu und ich hatte kein Selbstvertrauen mehr; Freundschaften gingen in die Brüche. Die Beantwortung der Frage ‚Wie geht es Dir?‘ wurde mir zur Qual - es ging mir immer schlecht.

Ab 1993 nochmals drastische Verschlechterung. Nachts wachte ich mit furchtbarem Herzrasen auf, etwas später weiteten sich diese Attacken auch auf den Tag aus. Mein Aufenthaltsort wurde das Sofa, ich war nicht mehr in der Lage, meinen Sohn und mich zu versorgen. Meine Familie war nun ernstlich besorgt. Ständig war ich auf ihre Hilfe (Mutter, Schwester, Tante) und die Hilfe von guten Freunden angewiesen. Schmerzen, Gleichgewichtsstörungen, Sprach- und Schlafstörungen, Appetitlosigkeit, Übelkeit, Herzrasen (mit und ohne Anstrengung), Depressionen, Todesängste und Migräneanfälle machten mir das Leben zur Qual.

Meine Mutter sagte dann im Sommer 1993 zu mir: ‚Kind, jetzt denk doch mal an Deine Zähne!‘ Früher wußte man noch, daß Zähne in den verschiedenen Organen Störungen verursachen können.

Darauf rief ich sofort meinen Zahnarzt an. Auf meine Frage, ob all diese schrecklichen Beschwerden von meinem neuen Zahnersatz herrühren könnten, antwortete er: ‚Ja, es handelt sich um eine Palladium-Basis-Legierung (Simidur S2), vor der das BGA schon gewarnt hat. Das ist Gift! Das Zeug muß sofort raus!‘

Endlich etwas Faßbares, also war ich doch noch nicht verrückt?! Und die Beschwerden und Schmerzen hatten eine echte Ursache?

Einige Tage später ließ ich die ersten Kronen und Brücken entfernen. Alle Beschwerden erfuhren danach nochmals eine drastische Verschlechterung. Dann wurde ohne Schutzmaßnahmen weiterer Zahnersatz (Amalgam) entfernt. Um wenigstens die Kosten für den neuen Zahnersatz erstattet zu bekommen, ließ ich den von der Krankenkasse vorgeschlagenen Allergietest (Epicutantest) durchführen - doch meine Haut reagierte kaum. Heute würde ich solche Tests ablehnen, weil ich mittlerweile weiß, daß dieses Verfahren nie eine Vergiftung nachweisen kann!

Bei einem toxikologisch kundigen Mediziner, der sich schon seit Jahren mit der Quecksilberentgiftung befaßte, habe ich dann eine Entgiftung mit DMPS wegen starker Unverträglichkeitsreaktionen abbrechen müssen (Ausleitungswerte: Quecksilber 67,8 µg/g Krea., Kupfer 1.510 µg/g Krea.). Palladium läßt sich nicht mit DMPS aus dem Körper entfernen!

Danach fand ich Ärzte, die herausfanden, daß mein Körper von Candida-albicans-Hefen befallen war; daneben waren Vitamin- und Mineralstoff-Mangelerscheinungen festzustellen. Parallel zur Zahnsanierung haben die Maßnahmen zur Darmsanierung und zur Behebung des Defizits an Mineralstoffen und Vitaminen zu einer Trendwende geführt. Für mich war dieser Zustand völlig neu: Keine weiteren Verschlechterungen mehr, sondern allmähliches Nachlassen der Beschwerden! Die Panikattacken, das Herzrasen, die Depressionen und das Zungenbrennen, die Schlaf-, Eß- und Sprachstörungen, die Licht- und Geräuschempfindlichkeit und die Schreckhaftigkeit traten nie wieder auf.

Ich fing an, mich über die Zahnmetallproblematik zu informieren und fand Rat und Hilfe bei anderen Betroffenen, wie z. B. der PAIN (Patienteninitiative Amalgamgeschädigter, Essen; siehe Kapitel 12, Adresse Marlies Hadasch).

Leider stellte sich heraus, daß das Auswechseln der Zahnmetalle oder das Einsetzen von Kunststoffen noch keine befriedigende Lösung ist. Auf die Kunststoff-Provisorien reagierte ich sofort mit starken, zum Teil auch ganz neuen Beschwerden.

Meine seit Jahren chronischen Kieferschmerzen fanden nun endlich eine medizinische Erklärung. Eine Untersuchung des Kieferknochens ergab stark pathogene Keime und eine akute Kieferosteomyelitis (Knochenmarksentzündung). Weiter hatte ich das Glück, einen Zahnarzt zu finden, der in der Lage war, die Panoramaaufnahmen auszuwerten. Unter bereits entfernten Zähnen waren Kieferzysten und Metalleinlagerungen zu sehen. Stark zerstörtes Knochengewebe wurde entfernt. Die letzte größere Operation erfolgte im Januar 1995.

Zusammenbrüche, wie etwa nach der ersten Sanierung, sind seit Mitte 1994 nicht wieder vorgekommen, aber die Beschwerden im Kieferbereich sind noch nicht ganz verschwunden. Wahrscheinlich war die Vergiftung schon zu weit fortgeschritten und die Entzündungen haben sich schon auf Kieferknochenregionen ausgedehnt, die operativ nicht mehr zu erreichen sind. Geblieben sind auch Muskel-, Gelenkschmerzen und Sensibilitätsstörungen, die aber bei ausreichender Bewegung gut auszuhalten sind.

Mein Gesundheitszustand hat sich seit Sommer 1993 wesentlich gebessert. Die ersten 1¹/₂ Jahre waren noch durch das ständige Auf und Ab im Befinden gekennzeichnet. Dadurch, daß ich sofort nach dem

Einsetzen von unverträglichem Zahnersatzmaterial reagiere, ist mir eine vielleicht wieder gesundheitsschädigende und kostenintensive Neuversorgung erspart geblieben. Eine Kostenerstattung durch meine Krankenkasse für die Behandlungen, die privat liquidiert wurden, ist bis heute noch nicht erfolgt.

Leider hat das aber auch zur Folge, daß ich derzeit bis auf sechs Schneidezähne zahnlos bin. Aber durch die weitere Kräftigung meines Körpers und Stärkung des Immunsystems wird wohl eines Tages ein Kunststoffmaterial für eine Prothese toleriert werden.

Mein Leben ist wieder lebenswert geworden und die Freude darüber gibt mir die Kraft, auch anderen mit meiner Erfahrung zu helfen."

Siegfried, Jahrgang 1958, berichtet in Auszügen aus seinem Tagebuch:

Die Leidenszeit

Wie alles begann

„Nach den ersten Zahnarztbesuchen im Alter von ca. 9 Jahren, bei denen jeweils Amalgamfüllungen gelegt wurden, traten erstmals Beschwerden wie häufige Erkältungen und Müdigkeit auf. Die schulischen Leistungen gingen zurück. Ich hatte kein Interesse mehr, das Gymnasium weiter zu besuchen."

Ich erkenne meine gesundheitlichen Störungen

Artikulations- und Konzentrationsprobleme
Antriebslosigkeit
Ständiges Schlafbedürfnis
Kopf- und Muskelschmerzen
Gedankenflucht
Anstrengung bei längeren Gesprächen
Schlechtes Kurzzeitgedächtnis
Leichte Schwindelgefühle
Leichte Herzschmerzen bei Anstrengung

Ich stelle mich in Frage

Mai 91

„Ich fühle mich im Büro nicht wohl, habe leichte Kopfschmerzen, Nase und Augen brennen. Es wird von Woche zu Woche schlimmer."

August 91

„Ich mache 2 Wochen Urlaub zu Hause. Während des Urlaubs halte ich mich eine halbe Stunde im Geschäft auf. Dabei fällt mir auf, daß die Symptome nach ca. 10 Minuten wieder auftreten. Nach dem Urlaub halte ich es gerade 3 Tage im Büro aus, bis ich nicht mehr kann. Meine Frau meint, die Probleme wären psychosomatischer Natur als Reaktion auf die ungeliebte Arbeitssituation.
In den nächsten Tagen beauftrage ich eine Firma, das Büro auf Wohngifte überprüfen zu lassen. Die gemessenen Werte liegen weit unter den Richtwerten des Bundesgesundheitsministeriums."

16.9.91

„Besuch bei meinem Hausarzt, der meine Beschwerden für allergisch hält und mir zur kurzfristigen Therapie Lisino verschreibt. Nach der Einnahme verspüre ich eine deutliche Linderung meiner Beschwerden; ich kann wieder besser sehen und klarer denken, und mir wird klar, daß das Leben auch anders sein kann. Diese Wirkung hält zunächst ungefähr 3 Stunden an, nach wiederholter Einnahme jedoch immer kürzer, bis sie schließlich überhaupt nicht mehr spürbar ist."

Der Weg zur Besserung

Die Behandlungen

Oktober 91

„Nach Meidung von Milch- und Joghurt-Produkten und einem Ausflug in die Alternative Medizin mit Bioresonanz-Behandlungen spürte ich eine kurzzeitige Erleichterung. Seit Beginn der Milch-Karenz habe ich kein Zahnfleischbluten beim Zähneputzen mehr."

Dezember 91

„Sämtliche Beschwerden kommen zurück; die Artikulationsbeschwerden verstärken sich sogar noch. Ich glaube nicht an die Erfolge weiterer Behandlungen."

März 92

*„Eine absolute Karenz aller Milchprodukte bringt leichte Linderung.
Der Arzt empfiehlt mir, sofort alle Amalgam-Füllungen entfernen zu
lassen. Er empfiehlt mir einen ganzheitlichen Zahnarzt."*

24.3.92

*„Termin beim (ganzheitlichen) Zahnarzt. Ich erzähle ihm meine Lei-
densgeschichte. Er prüft meine Augen und testet verschiedene Reflexe.
Seiner Ansicht nach habe ich die Anzeichen einer typischen Langzeit-
Quecksilbervergiftung. Da mich seine schnelle und gezielte Diagnose
überrascht, erzählte er, daß er bereits selbst an einer Quecksilbervergiftung gelitten habe."*

2.4.92

*„Bei Zahn 34 + 35 werden mir unter Verwendung des Kofferdam-Ver-
fahrens die Amalgam-Füllungen entfernt."*

11.4.92

*„Einnahme von DIMAVAL-Kapseln ohne merkbare Änderung meines
Zustands. Gleichzeitig beginne ich mit der Einnahme eines Selen-Prä-
parats, was meine Beschwerden noch verstärkt, die aber nach Ab-
bruch der Selen-Einnahme wieder zurückgehen."*

23.4.92

*„Zahnarzt-Termin. Eine Brücke wird entfernt. Darunter werden Reste
von Amalgam und Karies gefunden. Außerdem ist das Zahnfleisch
darunter entzündet. Ich bin nervlich am Ende. Der Zahnarzt verschreibt mir zur Beruhigung das homöopathische Mittel Ignatia. Denn
ich hatte in den beiden vorangegangenen Wochen 3 Fieber-Attacken,
die mich ins Bett zwangen. Mein Lebenswille ist nahezu erloschen. Ich
habe den sehnlichen Wunsch, meinen Körper zu verlassen."*

6.5.92

*„Zahnarzt-Termin. Die letzten Amalgam-Füllungen bei Zahn
45,47+48 werden entfernt. Nach diesem Termin sehe ich auf einmal
wieder besser. Besonders die Farben sind wieder sehr kräftig. Der
Weg vom Zahnarzt bis nach Hause wird mir immer in Erinnerung blei-*

ben. *Meine leichten Herzbeschwerden (leichtes Stechen) bei Bela-*
stung sind plötzlich verschwunden.“

12.5.92
„Der Arzt verschreibt mir Unizink, das mir immer für ein paar Stun-
den Erleichterung bringt.“

16.6.92
„Der Arzt verschreibt mir Zinkorotat, das ich regelmäßig einnehmen
muß. Meine Zustand verändert sich jedoch nicht.“

23.6.92
„Ich erhalte vom Arzt eine DMPS-Spritze. Danach fühle ich mich auf
einmal richtig ruhig und gelassen und erstmals wieder richtig wohl.
Gleichzeitig habe ich ein leichtes Kribbeln hinter meinen Augen. Mein
Blutdruck liegt bei 120/80. Die Analyse der Urin II-Werte ergab:
Quecksilber 40,4 µg/g Kreatinin, Kupfer 1.497 µg/g Krea.“

9.7.92
„Ich habe meine Milchallergie überwunden.“

Juli 92
„3 Wochen Urlaub. Ich stelle fest, daß sich mein Leben subjektiv ver-
ändert. Für viele Probleme habe ich nun Lösungen, bzw. ich verstehe
nicht, warum überhaupt ein Problem vorlag. Jede Situation erlebe ich
intensiver und nachhaltiger. Meine Gefühlswelt kommt komplett
durcheinander.“

18.9.92
„Ich wende mich an Frau Ellen Carl von der Beratungsstelle für
Amalgamvergiftete e.V. Sie kennt die Probleme und empfiehlt mir Ge-
spräche mit Leidensgenossen in einer Selbsthilfegruppe.“

28.9.92
„Seit kurzem kann ich wieder richtig joggen. Bemerkenswert dabei ist,
daß ich richtig Lust darauf habe und keine Muskelschmerzen mehr -
wie früher - bekomme.“

10.11.92

„*Meine Frau meint, daß ich in den letzten Wochen wieder zunehmend müde, launisch und gefühlskalt bin. Daraufhin nehme ich erneut Zinkorotat, was mich innerhalb einer Stunde wieder fit macht.*"

19.11.92

„*Gestern habe ich das erste Mal wieder Krafttraining gemacht - auch dies ohne Muskelkater. Auch stelle ich überrascht fest, daß ich seit etwa einem halben Jahr keine Kopfschmerzen mehr gehabt habe.*"

1.12.92

„*Gespräch mit dem Arzt. Ich möchte gerne noch eine DMPS-Injektion haben. Er rät mir davon ab; ich sollte dagegen insgesamt 4 Wochen lang Zink, weitere 4 Wochen lang Vitamin C und schließlich 4 Wochen dann Vitamin E nehmen. Dann das ganze wieder von vorne.*"

7.12.92

„*Heute morgen habe ich schon nach kurzer Zeit starke Probleme in meinem Büro, überhaupt im ganzen Haus. Ich beschließe, zu Hause zu arbeiten. Doch mein Gesundheitszustand bessert sich nicht. Ich habe das Gefühl (und meine Frau bestätigt dies auch), als würde ich wieder so einen Zusammenbruch wie im Frühjahr bekommen. Ich kann 2 Tage fast nicht mehr arbeiten.*"

14.12.92

„*Ich fühle mich körperlich eigentlich sehr gut und kann am Sonntagmorgen wieder eine halbe Stunde ohne Probleme joggen. Doch mental fühle ich mich irgendwie desorientiert und ohne Kontinuität.*"

15.12.92

„*Zweite DMPS-Spritze mit folgenden Ausleitungswerten: Quecksilber 27,5 µg/g Kreatinin, Kupfer 1.098 µg/g Krea.*
Am folgenden Tag habe ich keine Probleme beim Aufstehen. Ich fühle im ganzen Körper ein angenehmes Kribbeln. Dieses Gefühl hält den ganzen Tag über an. Ich bin regelrecht euphorisch. Die Arbeit fällt mir leicht, und im Büro merke ich überhaupt nichts mehr."

Frühjahr 93
*„Mein Leben stabilisiert sich. Die vielen Gespräche mit Leidensge-
nossen unterstützen mich und bestätigen die Gesundung. Doch es gibt
zuweilen immer noch leichte Rückschläge, die sich in Gedankenflucht
und Konzentrationsschwierigkeiten äußern."*

Mai 93
„Ich entscheide mich für eine 2wöchige DMSA-Behandlung. "

Ab Juli 93
*„Ich fühle mich gesund. Keines der aufgeführten Probleme ist wieder
aufgetreten. Ich weiß nun, was Leben wirklich bedeutet."*

Was hat mir geholfen?
*„Die Unterstützung meiner Frau.
Die Überzeugung, daß mit mir irgend etwas nicht stimmte.
Das Sprechen über meine Probleme mit vielen Menschen hat mich zu
der Erkenntnis geführt, daß mein Fall nicht ‚normal‘ ist, sondern, daß
es sich um Anzeichen einer Krankheit handelt. Hier möchte ich besonders Frau Ellen Carl erwähnen, die mir durch ihre offene Art viel Mut
gemacht hat.
Der berufliche Leistungsdruck, den ich erfolgreich ausgehalten habe,
ohne nennenswerte Nachteile durch die Krankheit zu haben.
Durch die Verantwortung für die Familie war ich gezwungen etwas zu
tun und die Sache selbst in die Hand zu nehmen. Man kann sich nicht
darauf verlassen, daß die Ärzte alles für einen erledigen."*

Die Zeit danach

Was hat sich verändert?

*„Die Selbstzweifel, die ich jeden Morgen hatte und die besonders stark
waren, wenn ich wegen entfernter Termine sehr früh aufstehen mußte,
sind gänzlich verschwunden. Heute noch bin ich teilweise überrascht,
wie locker ich aufstehen kann und voller Lebenskraft bin.
Es muß nicht immer alles sofort sein, da ich ja später immer noch
Interesse daran habe. Außerdem geht manches mit etwas Abstand viel
besser. Generell kann ich Themen mit Abstand betrachten. Es war er-*

schreckend, als mir in vollem Umfang bewußt wurde, wo die Krankheit überall Einfluß nahm.

Wohin mit den freigewordenen Kräften? In vielen Gesprächen mit Leidensgenossen versuchte ich, diese Kräfte sinnvoll zu kanalisieren.

Probleme kann ich nun strukturiert erarbeiten und damit einfach lösen. Im Gegensatz zu früher verdränge ich keine Probleme mehr. Das gibt mir ein enormes Kraftpotential.

Mein Gedächtnis ist hervorragend.

Reden wird zum Erlebnis. Ich halte heute 1/2stündige Reden ohne Manuskript.

Die leichten Schwindelgefühle, die kontinuierlichen leichten Kopfschmerzen und die Muskelschmerzen, die nach dem Sport noch stärker aufgetreten sind, sind völlig verschwunden."

8 Das Palladium-Problem: Vom Regen in die Traufe

Als Alternative zur teuren Versorgung mit Goldinlays und -kronen wurde ab 1986 die Palladium-Basis-Legierung als Spargold propagiert. Nach den Richtlinien des Bundesausschusses für die ausreichende, zweckmäßige und wirtschaftliche kassenzahnärztliche Versorgung mit Zahnkronen und Zahnersatz vom 1.4.1986 „sollten in der Regel Palladium-Basis-Legierungen verwendet werden".

Zum Zeitpunkt des Inkrafttretens der Richtlinien lagen für den größten Teil der Palladium-Basis-Legierungen weder biologische Prüfungen noch klinische Erfahrungen vor. Einige Vertreter dieser Legierungsgruppe (wie RX91, Will Ceram W1) besaßen jedoch die ADA-2- oder die NIOM-2-Anerkennung *.

Es gibt derzeit ca. 102 Palladium-Basis-Legierungen unterschiedlichster Zusammensetzung (siehe auch T. Zinke in Bundesgesundhbl. 11/92). Sie werden unterteilt in Palladium-Silber- und Palladium-Kupfer-Legierungen.

Die meisten Palladium-Kupfer-Legierungen haben höhere Gallium-Zusätze (bis zu 10%) als die Silber-Legierungen (bis zu 2,5%). Palladium-Silber-Legierungen enthalten mindestens 50% Palladium und 20% Silber (z.B. Pors-on 4, Micro Bond A-35). Palladium-Kupfer-Legierungen bestehen aus mindestens 70% Palladium und 5-15% Kupfer (z.B. Bond-on 4, Ney-Option). Es gibt aber auch Legierungen, die weder Silber noch Kupfer enthalten, dafür aber Metalle wie Kobalt, Zinn, Zink und Gallium.

Bei vielen Patienten wurde seit 1986 das Spargold als vollwertiges Zahnersatzmaterial im Austausch oder neben den Amalgamfüllungen (Batterie!) eingesetzt. Die Häufung von Leidensgeschichten, wie z.B. von Ingrid oder Beate (Kap. 7), bei denen typische Schwermetallvergiftungssymptome, ähnlich oder sogar in stärkerem Maße als bei der Amalgam-Versorgungen, auftraten, hatten eine Reaktion der

---

* ADA-2 = Acceptable nach dem Acceptance Program der American Dental Association
NIOM-2 = bewertet nach dem NIOM-eigenen Acceptance Program / Nordisk Institut
for Odontologisk Materialprovning Oslo.

Aufsichtsbehörden zur Folge. So ist im Bundesgesundheitsblatt 11/92, Seite 579 ff., unter anderem ausgeführt:

„Auch innerhalb der Palladium-Basis-Legierungen muß auf Grund der unterschiedlichen Zusammensetzung mit erheblichen Unterschieden in den biologischen Reaktionen gerechnet werden...

Möglicherweise wird die biologische Reaktion auf Palladium-Basis-Legierungen in erheblichem Maße durch den Zusatz von Kupfer - auch Gallium und Indium sind zu nennen - beeinflußt...

Die Bioverträglichkeit einiger Palladium-Basis-Legierungen wurde aus In-vitro-Untersuchungen abgeleitet. Die Mehrzahl der Palladium-Basis-Legierungen war jedoch bei der bundesweiten Einführung in die kassenzahnärztliche Versorgung als Regelversorgung auf mögliche sensibilisierende Wirkungen beim Menschen ungeprüft. Dem Bundesgesundheitsamt sind Ergebnisse solcher Untersuchungen auch bis heute nicht bekannt geworden. Ein Grund dafür, daß solche Untersuchungen möglicherweise überhaupt nicht durchgeführt wurden, mag auch die bisherige Einordnung der Dentallegierungen nicht als Arzneimittel, sondern als Grundstoffe sein. Der Freiraum, Legierungen zusammenzustellen und in den Verkehr zu bringen, der nach derzeitiger rechtlicher Regelung dem Hersteller gewährt wird, ist aus Gründen des Patientenschutzes unbefriedigend."

Zukünftig unterliegen die Dentallegierungen dem Medikalproduktgesetz. Bis zu einer endgültigen gesetzlichen Regelung sollten folgende Empfehlungen berücksichtigt werden:

1. Verwendung ausschließlich korrosionsarmer Dentallegierungen,
2. die Anzahl der im Munde eines Patienten verwendeten Legierungen so gering wie möglich anhalten,
3. keine Verwendung Palladium-Kupfer-haltiger Dentallegierungen ohne Nachweis der Bioverträglichkeit,
4. Bestimmung eines No-Effect-Levels beim Menschen für Palladium *,
5. Ausstellung eines Legierungspasses für Patienten mit den genauen Angaben zur Zusammensetzung der verwendeten Dentallegierungen,

---

* Siehe auch: Estler, C.-J.: Wie toxisch ist Palladium? Dtsch. Zahnärztl. Z. **47,** 361 (1992).

98

6. vermehrtes Angebot von Fortbildungsveranstaltungen über Dentallegerierungen für Zahnärzte bzw. Zahntechniker.

7. Aus Gründen des Patientenschutzes und als praktische Hilfe für den Zahnarzt sollte unverzüglich eine Liste der Dentallegierungen erstellt werden, deren Bioverträglichkeit wissenschaftlich belegt wurde.

Trägern von Zahnersatzmaterial aus Palladium-Legierungen ist prinzipiell zu raten: Insbesondere bei Palladium-Kupfer-Legierungen sollten Sie möglichst schnell für einen verträglichen Ersatz sorgen (siehe Kapitel 5)!

9 Zwei Briefe an den Bundeskanzler

Hanspeter Dvorak
Valentin-Kindlin-Str. 17
D-86899 Landsberg/Lech

Landsberg/Lech, den 19.1.1994

Herrn Bundeskanzler
Dr. Helmut Kohl
Bundeskanzleramt
D-53106 Bonn

Sehr geehrter Herr Bundeskanzler,

*Sie haben wohl mit Recht öffentlich die Antriebsschwäche der Deutschen beklagt, die viel zu früh in Rente gehen. Als antriebsgeschwächter Frührentner fühle ich mich angesprochen und verpflichtet, Ihnen zu erklären, weshalb mein Arbeitsleben vorzeitig endete, zumal es unzählige **gleiche Fälle** gibt.*

Eine Schwermetallvergiftung, verursacht durch 18 schadhafte Amalgamfüllungen, zwang mich mit 47 Jahren, nach fast 20jähriger Dienstzeit als Bahnpsychologe (zuletzt stellvertretender Chefpsychologe der DB), Berufsunfähigkeitsrente zu beantragen. Die fundierten Informationen der Beratungsstelle für Amalgamvergiftete in München bewahrten mich sehr wahrscheinlich davor, schon bald zum Pflegefall zu werden. Einen solchen hat meine Frau bei mir befürchtet und sich deshalb scheiden lassen. Nach Amalgamsanierung und Entgiftung geht es mir nun deutlich besser.

Wie zahlreiche Amalgamgeschädigte bin auch ich Frau Ellen Carl zu großem Dank verpflichtet. Sachlich kompetent und sozial engagiert schaffte sie, wozu Gesundheitsbehörden und Zahnärzte offensichtlich nicht fähig sind: vernünftige Aufklärung über die Risiken von Zahnmetallen und geeignete Entgiftungsmöglichkeiten. Daß heute Volkshochschulen und Selbsthilfegruppen solche Aufgaben übernommen haben, zeigt an, daß die staatlichen Einrichtungen versagten und im Grunde nutzlos sind. Die Gelder wären zur Förderung von Selbsthilfegruppen mit Sicherheit besser angelegt. Einsparungen durch Aufklä-

rung über Amalgam und Entgiftung sind zweifellos enorm. Schon die erste Stufe des Amalgamverbotes, die Warnung vor dem sogenannten gamma-2-haltigen Amalgam, hat die Krankenkassen stark entlastet. Es ist allerdings ein Skandal, daß über die massiven Nebenwirkungen des uralten und stets umstrittenen Arzneimittels Amalgam nicht aufgeklärt wird. Die Weigerung der Krankenkassen, Entgiftungsmedikamente zu bezahlen, paßt zu dem skandalösen Verhalten des Bundesgesundheitsamtes und der - im mittelalterlichen Denken verhafteten - Zahnärztekammern. Angesichts der Pflegefallproblematik ist die Verweigerung der Behandlung bei amalgaminduzierter Quecksilbervergiftung doppelt absurd.

Mit meiner heutigen Erfahrung kann ich sagen, daß über 60% der von mir wegen Leistungsversagen oder psychosomatischen Störungen begutachteten Eisenbahner sehr wahrscheinlich amalgamgeschädigt waren. Leider muß ich feststellen, daß in der Regel sowohl Mediziner als auch Psychologen in gleicher Weise blind sind gegenüber der schleichenden Vergiftung durch Amalgam. Da es die Amalgamvergiftung laut BGA nicht gibt, kann sie auch nicht diagnostiziert und behandelt werden.

In der ehemaligen Sowjetunion wurde bereits 1985 Amalgam verboten. Japan und andere wichtige Industrienationen sind gefolgt und verfügen daher bald über eine weit weniger krankheitsanfällige Bevölkerung. Da Quecksilber eine Halbwertszeit von ca. 18 Jahren im Gehirn hat, wird die Verbesserung der Leistungskraft nur langsam wirksam.

Bitte nehmen Sie sich als Kanzler dieser verheerenden Volksseuche an, die von der Zahnmedizin ausgeht. Setzen Sie ein Zeichen, und bekunden Sie Ihre Sympathie für den uneigennützigen und aufopfernden Einsatz von Frau Ellen Carl. Die leidenden Amalgamträger, und das sind nicht gerade wenige, werden es Ihnen danken!

Appellieren Sie an die Pharma-Industrie, die Quecksilbervergiftung endlich zu beenden. Stärken Sie die Mitsprache von sachkundigen Laien (die gibt's!) in sogenannten Expertengremien. Der Amalgam-Skandal zeigt eindringlich, daß die Erfahrungen von Betroffenen wichtiger sein können als sogenannte wissenschaftliche Erkenntnisse.

Mit freundlichen Grüßen
gez. Hanspeter Dvorak

Beratungsstelle für Amalgamvergiftete e.V.
Lochhamer Str. 79
D-82166 Gräfelfing ☎ 089-854 1301

An den Bundeskanzler
Dr. Helmut Kohl
Bundeskanzleramt
Adenauerallee 139-141

D-53113 Bonn   Pfingsten 1995

Betr.: Mahnwache Zahnmetallgeschädigter am 14.6.1995 in Bonn

Sehr geehrter Herr Bundeskanzler,

am 14. Juni 1995 stehen von 10 Uhr bis 13 Uhr durch Amalgam-Zahnfüllungen und andere toxische Zahnflickstoffe geschädigte Menschen Mahnwache vor dem Bundesgesundheitsministerium in Bonn. Eine namenlose Dunkelziffer Betroffener vegetiert bis zum Exitus auf Kosten der Solidargemeinschaft in Psychiatrien.
Nach § 229 StGB steht auf Vergiftung eine Freiheitsstrafe von einem bis zu zehn Jahren; bei Todesfall kann die Strafe lebenslänglich lauten - unsere 70.000 deutschen Zahnärzte dürfen ihre Patienten legal vergiften.
Die unaufgeklärte Bevölkerung läßt sich widerstandslos das Gift applizieren: „Der Doktor wird's schon wissen."

• Wenn die Zahnärzte *wissen,* was sie da tun, gehören sie unter das Strafrecht und entsprechend verurteilt.
• Wenn die Zahnärzte es *nicht wissen,* dann darf ihnen nicht der Status eingeräumt werden, den sie heute per Gesetz haben. Krankenkassen und zahnärztliche Standesorganisationen sind Körperschaften des öffentlichen Rechts. Sie tragen die Verantwortung für die Massenvergiftung auf Krankenschein durch Zahngifte und müssen dafür Rechenschaft ablegen.

Bitte nehmen Sie die Mahnwachestehenden Betroffenen ernst und gewähren Sie ihnen die gebührende Aufmerksamkeit. Sie stehen da für die Ungezählten, die irgendwann sich bei Laien Hilfe suchen müssen, weil unser öffentliches Gesundheitswesen und der Großteil der Ärzteschaft versagen.

Ich danke Ihnen.

Hochachtungsvoll

gez. Ellen Carl
BERATUNGSSTELLE FÜR AMALGAMVERGIFTETE e.V.
München/Gräfelfing

10 Amalgamvergiftung und Krankenkassen

10.1 Ausreden der Krankenkassen, um nicht zahlen zu müssen

Der geplagte Amalgamvergiftete ist kaum in der Lage, seinen Alltag mit der Krankheit einigermaßen erträglich zu gestalten, da kommen neue Hindernisse und Ärgernisse auf ihn zu: Die Krankenkassen sind in sehr vielen Fällen nicht bereit, die notwendigen Kosten für die Entgiftung zu übernehmen.

Dabei muß man sich Ausreden anhören, die wie die folgenden formuliert sein können (darunter jeweils die Erwiderung):

Ihre Symptome kommen sicher nicht vom Amalgam. Vielleicht haben Sie zuviel Fisch und andere Meerestiere in letzter Zeit gegessen.

Fische lagern wohl das Element Quecksilber eine, eine Konsequenz aus der zunehmenden Verschmutzung unserer Gewässer mit schwermetallhaltigen Abwässern. Bei Amalgamvergifteten findet man außer dem Quecksilber aber auch die anderen über Komplexbildner (siehe Kapitel 4.) zu mobilisierenden Bestandteile des Zahnfüllstoffes: Kupfer und Zinn. Fische sind aber nicht Träger dieser anderen Amalgambestandteile, die Giftquelle kann also eindeutig bewiesen werden (siehe auch: Kaugummitest [3.1]).

Von seiten der Forschung liegen keine Erkenntnisse vor, daß Amalgam schädlich ist. Wir müssen uns danach richten!

Seit den zwanziger Jahren ist die Giftigkeit von Amalgam der Grundlagenforschung bekannt! Nachzulesen in einem Artikel von Alfred Stock, Zeitschrift für Angewandte Chemie **39,** 461-488 (April 1926). Professor Stock, Vorstand des Kaiser-Wilhelm-Instituts für Chemie in Berlin-Dahlem, hat damals eindringlich vor der Verwendung des Amalgams in der Zahnmedizin gewarnt! Zu Ehren des selbst schwer quecksilbervergifteten Forschers ist noch heute eine Auszeichnung der Gesellschaft Deutscher Chemiker (GDCh) nach ihm benannt

(Alfred Stock-Gedächtnis-Preis). Auf dem internationalen Kongreß der Akademie für Oralmedizin und Toxikologie in Düsseldorf am 20.10.1991 forderten 175 Professoren, Ärzte, Zahnärzte und Juristen aus Kanada, USA, Australien, Neuseeland, Schweden, Finnland, Großbritannien, Deutschland u.a. ein sofortiges weltweites Amalgamverbot.

Amalgam ist nicht schädlicher als alternative Kunststoff-Füllstoffe, die etwa Formaldehyd und Cadmium enthalten können.

Diese abenteuerliche Behauptung wurde am 14.3.95 von Herrn Reiter, Vertreter der gesetzlichen Krankenkassen in Bayern, bei der Fliege-Talkshow in der ARD vorgebracht. Auch wenn wirklich Spuren dieser Stoffe im Kunststoff von Zahnfüllungen zu finden wären, muß man doch die um ein Vielfaches größere Toxizität des Amalgams gegenüberstellen. Es gibt kein absolut verträgliches Material - die Risiken müssen individuell abgewogen werden, aber bei Amalgam überwiegen die schädigenden Eigenschaften, Amalgam gehört deshalb auf die Verbotsliste!

Der DMPS-Test ist ein nicht anerkanntes Verfahren. Machen Sie doch erst einmal einen Allergie-Test, um zu sehen, ob Sie gegen Amalgam überhaupt allergisch sind.

Eine Allergie verschwindet, wenn der allergieauslösende Stoff gemieden wird - aber einmal im Mund verankerte Amalgamfüllungen kann man nicht meiden! Der Körper ist vergiftet, das Gift ist im Körper mit zerstörerischer Wirkung und tagtäglich werden weitere Kleinstmengen des Giftes in den Organismus transportiert. Ein Allergietest (Epicutantest) ist also sinnlos und überflüssig! Die Kosten des DMPS-Tests und der Ausleitungstherapie müssen laut Urteil des Amtsgerichtes Flensburg (Az. 62 c 205/93) von den Krankenversicherungen übernommen werden. In der Praxis hat sich bewährt, bei Überweisungen an den Laborarzt, der mit der Urin-Analyse betraut werden soll, das Wort Amalgam tunlichst zu meiden. Die Diagnose Quecksilbervergiftung kann bei der Abrechnung manchen Ärger ersparen.

Die Krankenkassen müssen die Kosten für die Entfernung von giftigen und unverträglichen Zahnmaterialien wie

- Amalgam
- Palladium enthaltende Legierungen (Spargold)
- Aluminium abgebende Keramikkronen
- unverträgliches Zahngold
- Formaldehyd in Wurzelfüllungen

übernehmen! Falls die Krankenkasse dies ablehnt, können Sie Rechtsmittel einlegen.

10.2 Kassenpatienten haben auch Anspruch auf unübliche Heilverfahren

Kassenpatienten haben einen Anspruch auf nicht gesicherte Behandlungsmethoden, wenn die allgemein (durch die Schulmedizin) anerkannte Therapie keinen Heilerfolg gebracht hat. Das Bundessozialgericht in Kassel entschied (3 RK 5/87), daß der Anspruch von Krankenkassenpatienten auf ärztliche Behandlung und Medikamente nicht unerfüllt bleiben darf, wenn keine nach den Regeln der Medizin allgemein anerkannten Heilmethoden zur Verfügung stehen. In derartigen Fällen gebieten es dem Urteil zufolge die Regeln der ärztlichen Kunst, auch Behandlungsmethoden in Erwägung zu ziehen, deren Wirksamkeit zwar noch nicht gesichert ist, aber nach dem jeweiligen Stand des medizinischen Wissens für möglich gehalten werden muß.

Grundsätzlich: Bestehen Sie auf einem schriftlichen Ablehnungsbescheid durch Ihre Krankenkasse. Gegen diesen ablehnenden schriftlichen Bescheid müssen Sie innerhalb von 4 Wochen schriftlich Widerspruch einlegen!

Textvorschlag für den Widerspruch: *Hiermit lege ich fristgemäß gegen Ihren Bescheid vom ... Widerspruch ein. Begründung ... (je mehr und ausführlicher, um so besser)*

Die Widerspruchsstelle der Krankenkasse muß daraufhin einen schriftlichen Widerspruchsbescheid erlassen oder dem Widerspruch abhelfen, d.h. Ihre Forderungen erfüllen.

Erst mit dem Widerspruchsbescheid der Kasse können Sie beim Sozialgericht Klage einreichen. Sie können diese Klage mündlich direkt beim Sozialgericht vorbringen oder durch einen Urkundsbeamten schriftlich aufnehmen lassen oder durch Einreichung einer Klageschrift. Frist zur Einreichung der Klage ist wiederum vier Wochen seit Bekanntgabe des Widerspruchsbescheids. Gegen das Urteil des Sozialgerichts kann man innerhalb eines Monats seit Zustellung dieses Urteils Prüfung beim Landessozialgericht und gegen diese Entscheidung Revision beim Bundessozialgericht einlegen.

Man geht als Versicherter mit dem Sozialgerichtsverfahren praktisch kein Kostenrisiko ein, wenn die Klage begründet ist, da keine Gerichtskosten entstehen und Sie sich selbst vertreten können (kein Anwaltszwang, keine Anwaltskosten). Sie können also nur gewinnen

Literaturempfehlung: Ströer, Heinz/Karuga, Christina: Meine soziale Krankenversicherung. Beck – Rechtsberater im dtv – Taschenbuch.

Der Rechtswegweiser der jeweiligen Landesregierung ist kostenlos erhältlich. Unentgeltliche Rechtsauskünfte über die Sozialversicherung erhalten Sie bei den Krankenkassen und Versicherungsämtern (Landratsämtern).

10.3 Die Moral der Krankenversicherungen

Die Solidarität der Solidargemeinschaft der gesetzlichen Krankenversicherungen gerät schnell an ihre Grenzen, wenn es darum geht, eingetretene Pfade verlassen zu müssen.

Die Kassen erstatten nur die schulmedizinisch empfohlenen Heilverfahren. Damit ist der Rahmen des Finanzierbaren abgesteckt. Im Seitenzahnbereich ist Amalgam (noch) die Regelfüllung (siehe auch Kapitel 11). Aber auch die anstandslose Übernahme von Folgekosten für sinnlose Behandlungen aufgrund von Fehldiagnosen (ohne die Vergiftung und den Giftherd zu erkennen und zu beseitigen) gehört zur üblichen Praxis. Der enorme Aufwand bei der Erstellung dieser Fehldiagnosen mit teuersten Geräten und die Kosten für irreversibel schädigende, überflüssige Operationen werden bezahlt.

Das Mitglied der Krankenversicherung stellt die Frage: Ist es nicht billiger, wenn Amalgam grundsätzlich verboten wird? Könnten die Kassen nicht enorme Beträge einsparen, da mittelfristig die Anzahl der Vergiftungsschäden zurückgeht? Und wäre nicht zuletzt damit den Menschen geholfen?

Der Zahnarzt, der in der Regel außer einem Standard-Universitätsstudium keine weiteren Ausbildungen genossen hat und von der Toxikologie meistens unberührt ist, sieht keinen Grund, das für ihn betriebswirtschaftlich günstige Füllen der Zahnlöcher mit Amalgam aufzugeben. Die Alternativen (Kunststoff, Zement) sind zeitaufwendiger zu präparieren und können nur mit der gleichen Gebühren-Position wie die Amalgamfüllung abgerechnet werden (siehe auch Kapitel 11). Dabei muß noch angemerkt werden, daß viele Zahnärzte die von der Schul-Zahnmedizin vorgeschriebene Unterfüllung der Amalgamfüllung sowieso einsparen.

Was die meisten Zahnärzte auch vergessen, ist die eigene Gefährdung und die Gefährdung des Praxis-Personals (siehe auch Fallbeispiel Ingrid in Kapitel 7).

Trotzdem verarbeiten weiterhin viele Zahnärzte in ihren Praxen Amalgam. Warum?

- Amalgam ist billig.
- Amalgam wird schon seit Jahrzehnten als „anerkanntes" Füllungsmaterial verwendet.
- Amalgam wird Zahnmedizinstudenten auch heute noch als Standardfüllung empfohlen.
- Bei Amalgam besteht nur eine schwer geltend zu machende Regreßpflicht des Arztes bei Schädigung des Patienten, denn der Zahnarzt muß beweisen, daß er nicht schuldig ist, was ihm in der Regel mit den üblichen Ausreden gelingen wird (siehe auch 10.1). Erst in jüngster Zeit wird vom BfArM eine Aufklärung durch den Arzt über „Nebenwirkungen" verlangt (siehe Kapitel 11).

Und natürlich denken auch die Kassen kurzfristig: Mit jeder Übernahme der Kosten für nachgewiesene Amalgam-Folgeschäden begeben sie sich in die Gefahr, durch die Hintertür die Gefährlichkeit dieses Füllmaterials anzuerkennen. Deshalb versucht man auch möglichst, die vorgetragenen Patientenschicksale entweder in die harmlose Allergieecke zu stellen oder sie als Endlösung in die Psychiatrie abzuschieben. Mit einem generellen Amalgamverbot würden die Kassen nicht zu kalkulierende Schadensersatzansprüche der Geschädigten riskieren - was den Haushalt der Krankenversicherungen kurzfristig sprengen, aber langfristig sanieren würde.

11 Die Politik der Aufsichtsbehörden (BGA, BfArM)

Die Aufsichtsbehörde gibt den Kassen Rückendeckung: Für das Bundesgesundheitsamt und dessen Nachfolgebehörde in Berlin (Bundesinstitut für Arzneimittel und Medizinprodukte) ist die generell schädigende Wirkung von Amalgam noch nicht erwiesen. Dem zunehmenden Druck durch nicht mehr wegzudiskutierende Fakten begegnet die Behörde mit scheibchenweisen Zugeständnissen. T. Zinke, in Bundesgesundheitsblatt 12/92, S. 613-616:

... *„Das Bundesgesundheitsamt empfiehlt dennoch als Vorsichtsmaß-nahme, daß bei Kleinkindern bis zum 6. Lebensjahr, vornehmlich in den ersten drei Lebensjahren, besonders sorgfältig abgewogen werden soll, ob Füllungen mit Amalgam notwendig sind."*

Immerhin wurde in dieser Publikation eine Aufstellung über angegebene Symptome bzw. Erkrankungen in einer Übersicht zusammengestellt:

Übersicht: Verdachtsfälle unerwünschter Wirkungen durch Amalgame (gemeldet von Patienten, Ärzten, Zahnärzten und Heilpraktikern)

Lokal: Zahnveränderungen, Stomatitis aphtosa, Stomatitis ulcerosa (Mundschleimhautentzündungen/-geschwüre), Zahnfleischentzündungen, Glossitis (Entzündungen im Bereich der Zunge), Geschmacksstörungen, Sputum vermehrt.

Systemisch: Dermatitis lichenoides, Ekzem, Ausschlag erythematös, Kopfschmerzen, Migräne, Hautjucken, Rhinitis, Bronchitis, Asthma, Dyspnoe, Arrhythmie, Asthenie, Alopezie, Dyspepsie, vegetative Dystonie, Parästhesie, erhöhte Infektanfälligkeit, Fieber, Arthralgie, Konjunktivitis, Narbenbeschwerden, Rückenschmerzen, Struma, Erbrechen, Schlafstörungen, Ermüdung, vermehrtes Schwitzen, Depression, Psychose, Verwirrung, Schwindel, Nervosität, Gang verändert, Mammatumor bösartig, Tod.

Weiter wird eine Reihe von Untersuchungen zitiert, wofür hier die Arbeit von G. Drasch et al. (Dtsch. Zahnärztl. Z. **8,** 515 [1991]) exemplarisch herausgestellt werden soll:

An 168 Leichen (ohne berufliche Exposition) wurde die Konzentration von organisch und anorganisch gebundenem Quecksilber in der Nierenrinde, der Leber und fünf Hirnarealen mittels Kaltdampf-AAS bestimmt. In allen untersuchten Organen war die Quecksilber-Konzentration hochsignifikant positiv mit der Zahl der amalgamgefüllten Zähne korreliert. Im Durchschnitt lagen die Konzentrationen von Quecksilber in den Organen von Personen mit mehr als zehn amalgamgefüllten Zähnen um den Faktor 11 (Nierenrinde), 4 (Leber) bzw. 2 (Gehirn) höher als bei der Kontrollgruppe mit 0-2 amalgamgefüllten Zähnen. Es ist zu folgern, daß bei Personen mit einer höheren Zahl von Amalgamfüllungen im Mittel der größte Teil der Quecksilber-Belastung der Organe aus diesen Füllungen stammt.

Dies kommentiert das Amt wie folgt:

Auf Grund der genannten Untersuchungen vertritt das Bundesgesundheitsamt im Rahmen einer Nutzen-Risiko-Abwägung die Auffassung, daß die Zahl der im Munde des Patienten befindlichen Amalgamfüllungen und damit die hiervon abhängige Quecksilberbelastung reduziert werden muß.
Das Amt hat deshalb den therapeutischen Anwendungsbereich zahnärztlicher Amalgame, was bislang Füllungen in Zähnen lautete, in Zusammenarbeit mit der Arzneimittel-Kommission Zahnärzte wie folgt eingeschränkt:
Okklusionstragende Füllungen (Anm.: Kauflächen) im Seitenzahnbereich (Klasse I und II), wenn andere plastische Füllungswerkstoffe nicht indiziert sind und andere Restaurationstechniken nicht in Frage kommen.
In dieser Formulierung schließt der Anwendungsbereich zahnärztlicher Amalgame Füllungen im Frontzahnbereich, Glattflächenbereich (Seitenzahngebiet), am Zahnhals und im Wurzelkanal (retrograde Wurzelfüllung) aus. Aber auch kautragende Flächen sind nicht ausschließlich mit Amalgam zu restaurieren, wenn Alternativen vorhanden und möglich sind. Die Anwendung alternativer Füllwerkstoffe

bzw. Restaurationstechniken muß im Patienten-Zahnarzt-Gespräch geklärt werden.
In der Konservierenden Zahnheilkunde kommte dem Gespräch des Zahnarztes mit seinem Patienten demzufolge ein größeres Gewicht als bisher zu. Auch der Patient ist gefordert, sich vermehrt mit alternativen Behandlungsmöglichkeiten auseinanderzusetzen, um die Entscheidung der zahnärztlichen Versorgung mitzutragen. Dies könnte allerdings auch zu einer Belastungsprobe des Zahnarzt-Patienten-Verhältnisses führen.
Angesichts der derzeit vorhandenen Alternativen zum Amalgam - die Deutsche Gesellschaft für Zahn-, Mund- und Kieferheilkunde hat im Februar 1992 eine Stellungnahme hierzu abgegeben - ist bei vorliegender klinischer Indikation Füllungsmaterialien, die zu keiner Quecksilberbelastung führen, in der zahnärztlichen Therapieentscheidung der Vorzug zu geben.

T. Zinke, in Bundesgesundheitsblatt 11/94, S. 459-462:

. . . „gleichwohl ist zu bedenken, daß die Amalgamfüllungen der Mütter eine Belastungsquelle mit Quecksilber für den kindlichen Organismus darstellen. Da eine größere Empfindlichkeit des jüngeren kindlichen Organismus nicht ausgeschlossen werden kann, ist es angezeigt, strenge Maßstäbe an die Nutzen-Risiko-Abwägung einer Amalgamanwendung bei Mädchen und Frauen im gebärfähigen Alter anzulegen. Das Legen von Amalgamfüllungen bei diesen Personen sollte nur erfolgen, wenn die Anwendung von Alternativen nicht möglich ist.
Bei der Schwangerschaft sollten keine neuen bzw. keine weiteren Amalgamfüllungen gelegt werden. Dies entspricht den Grundsätzen eines vorbeugenden Gesundheitsschutzes. Es besteht jedoch keine Veranlassung, klinisch einwandfreie Amalgamfüllungen entfernen zu lassen. Durch das schichtweise Entfernen von Amalgamfüllungen wird zusätzlich Quecksilber freigesetzt. "

Der Rest der Bevölkerung darf also noch vergiftet werden!

Und schließlich Prof. Dr. A. Thiele im Bescheid des BfArM vom 31.3.1995 (GV. 73-A 459-1672/95), Änderungen mit Wirkung vom 1.7.1995:

113

In der Gebrauchs- und Fachinformation für Amalgame als zahnärztliche Füllwerkstoffe ist im Abschnitt Anwendungsgebiete zu formulieren:

Amalgamfüllungen dürfen nur für okklusionstragende Füllungen im Seitenzahnbereich eingesetzt werden, und nur dann, wenn andere plastische Füllungswerkstoffe nicht indiziert sind und andere Restaurationstechniken nicht in Frage kommen.

Aus Gründen des vorbeugenden Gesundheitsschutzes sollte die Zahl der Amalgamfüllungen für den einzelnen Patienten so gering wie möglich sein, da jede Amalgamfüllung zur Quecksilberbelastung des Menschen beiträgt.

Amalgam ist nicht geeignet

- *für retrograde Wurzelfüllungen*
- *als Material für Stumpfaufbauten zur Aufnahme von Kronen oder Inlays*
- *als Füllungsmaterial in gegossenen Kronen.*

Bei okklusalem (Kaufläche) oder approximalem (Zwischen-Zahn-) Kontakt mit vorhandenem gegossenen Zahnersatz sollte keine neue Amalgamfüllung gelegt werden.

Endlich wird auf das gesteigerte Vergiftungsrisiko durch den Batterieeffekt hingewiesen! Für den Abschnitt Verwendung bei der Schwangerschaft und Stillzeit wurden die Ausführungen entsprechend Bundesgesundheitsblatt 11/94 übernommen.

Im Abschnitt Nebenwirkungen der Gebrauchs- und Fachinformation ist neu zu formulieren:

Nach dem Legen oder Entfernen von Amalgamfüllungen kommt es vorübergehend zu einer Erhöhung der Quecksilberkonzentration im Blut und Urin.

In den Abschnitt Art und Dauer der Anwendung der Gebrauchs- und Fachinformation ist als letzter Abschnitt aufzunehmen:

Durch entsprechende Vorsichtsmaßnahmen bei der Entfernung von Amalgamfüllungen, wie dem Einsatz eines Absauggerätes, eines

114

Kofferdams, ausreichender Sprayzufuhr, Lüften der Praxisräume, vor-
schriftsmäßiger Entsorgung von Amalgamresten u.a., kann die Bela-
stung für den Patienten und das Personal reduziert werden.

Zum Schluß wird zusammenfassend festgestellt:

Zahnärztliche Amalgame stellen eine wesentliche Quelle der
Quecksilberbelastung der Bevölkerung dar. Deshalb sind auch aus
Gründen des vorbeugenden Gesundheitsschutzes die (oben aufgeführ-
ten) Auflagen angezeigt.

Der Zahnarzt, auch vorausgesetzt er kennt diese Schriften, wird in
der Regel so handeln, wie er es gewohnt ist: Er verwendet das Verfahren, das mit dem geringsten Zeitaufwand den größten Profit erwirt-
schaftet. Der Patient sitzt ja hilflos auf dem Zahnarztstuhl und ist froh,
wenn die Sitzung vorbei ist. Eine Kontrolle des Arztes durch den Patienten ist praktisch nicht möglich.

Wer könnte sonst den Arzt kontrollieren? Ein eventuell aufkeimen-
des schlechtes Gewissen kann schnell mit den Ausführungen im
Sonderrundschreiben der Bayerischen Landes-Zahnärztekammer vom
5. April 1995, in dem der Bescheid des BfArM vom 31.3.1995 be-
kanntgemacht wurde, beruhigt werden (Zitat):

Die wissenschaftliche Erkenntnislage:

Die Deutsche Gesellschaft für Zahn-, Mund- und Kieferheilkunde und
ihre Fachgesellschaften, die Vereinigung Deutscher Hochschullehrer,
die Arzneimittelkommission Zahnärzte, die Federation Dentaire Inter-
national haben in mehrfachen Stellungnahmen der jüngeren Vergan-
genheit sowie aktuell erklärt, daß eine Gefährdung des menschlichen
Organismus durch das in Amalgamfüllungen enthaltene Quecksilber
nach menschlichem Ermessen und derzeitigem Wissensstand ausge-
schlossen werden kann.

Weiter unten kommen dann die Ausführungen im oben genannten
Sonderrundschreiben zum wesentlichen Punkt (Zitat):

Vertragszahnärztliche Versorgung

*Nach den derzeitigen Richtlinien steht für die auf Kranken-
versicherungskarte abzurechnende Versorgung eines Versicherten im
Bereich der Füllungstherapien keine der Amalgam-Füllungstherapie
adäquate Behandlungsform zur Verfügung.*

*Alle derzeit verfügbaren und je nach Indikationsstellung vertretba-
ren Alternativen sind aufwendiger und daher kostenintensiver als die
Amalgamversorgung. Diese alternativen Füllungstherapien (Gold,
Keramik, Kunststoff) sind keine Vertragsleistungen.*

Daraus folgt:
*Der Patient ist darüber zu informieren, daß Alternativ-Versorgungen
als Privatleistung nach GOZ abgerechnet werden. Der Patient ist auf-
zufordern, möglichst vor Therapiebeginn mit seiner Krankenkasse
über eine Kostenübernahme bzw. Kostenzuschuß zu sprechen.*
*Muß eine Kavität sofort versorgt werden, empfiehlt sich bis zur Klä-
rung der endgültigen Versorgung eine provisorische Füllung.*

Was dem Zahnarzt auch aus haftungsrechtlichen Gründen naheliegen könnte, denn bei einer Auseinandersetzung wird unter den neuen Voraussetzungen möglicherweise die Gefährdung in den Vordergrund gestellt werden. Denn:

*. . . die Auseinandersetzungen über die Konsequenzen der Empfehlung
(des BfArM) stehen am Anfang . . .*

Laut BGA-Pressedienst vom 16.3.1994 „steht ein Verbot für Amalgam für die nächsten Jahre nicht an". Es kann also trotz allen Rückzugsgefechten weiter auf Krankenschein - pardon, Krankenversicherungskarte - vergiftet werden. Die Zwei-Klassen-Medizin wird so nebenbei weiter etabliert: Amalgam für die Ärmeren - alternatives Füllungsmaterial für die Reicheren!

Nur das vollständige Amalgamverbot ist die einzig akzeptable Lösung! Wie viele Menschen müssen noch vergiftet werden, bis es ausgesprochen wird?

12 Anhang

12.1 Adressen für Ratsuchende: Selbsthilfegruppen, Vereine Zahnmetallgeschädigter, Kontaktadressen

Name	Vorname	Straße	Ort	Telefon
Deutschland				
Jankova	Elvira	Steinstr. 32	02625 Bautzen	03591-45960
Bartels	Holger	Drosselweg 9	21522 Hohnstorf	04153-68151
Buck-Weißmann	Katja	Schmidt-Rottluff-Weg 15	22767 Hamburg	040-434532
Jablonski	Sabine	Osterkampsweg 138	26131 Oldenburg	0441-591289
Nitsche	Waltraud	Friedlandstr. 2c	26871 Papenburg	04961-73731
Zielke	Klaus	Enniskillener Str. 130	33647 Bielefeld	0521-401627
Hadasch	Marlies	Tersteegenstr. 2	45470 Mülheim	0208-381218
Klewers	Manfred	Gorch-Fock-Str. 11	48527 Nordhorn	05921-35292
Dienst	Anke	Vaalser Str. 8	52064 Aachen	0241-27349
Kehl	Gerda	Volkerstal 18	66539 Neunkirchen	06821-31395
Krusche	Birgit	Johann-Strauß-Str. 9	73441 Bopfingen	07362-4118
Zehenter	Christian	Schützenstr. 78a	76137 Karlsruhe	0721-386404
Schillinger	Hannelore	Ludwig-Richter-Str. 12	80687 München	089-5706036
Carl	Ellen	Lochhamer Str. 79	82166 Gräfelfing	089-8541301
Renz	Ursula	Küsterfeldstr. 9	86609 Donauwörth	0906-6621
Zöllner	Helene	H.-Schneider-Str. 2	91083 Baiersdorf	09133-3770
Schulz	Monika	Bröger Str. 2b	92637 Weiden	0961-34704
Konschelle	Martina	Eipelbergstr. 7	93152 Undorf	09404-2626
Wanko	Carmen	Doblweg 20	94036 Passau	0851-751840
Harz	Barbara & Erlend	Obergreuth 5	96158 Frensdorf	09502-8718
Tramborg	Elisabeth	Stadtweg 46	99099 Erfurt	0361-669130
Österreich, Schweiz, Niederlande, Schweden				
Schebrak	Verena	Riethgasse 22	A-6020 Innsbruck	0043-512-283944
Huber	Elisabeth	Feldstr. 27	CH-8952 Schlieren	0041-1-7307593
Waasdorp	Eleonora	Derde Ooster-parkstr. 63a	NL-1091 Amsterdam	0031-20-6638230
Kauppi	Monica	Lilla Aspudds V. 10	S-12469 Stockholm	0046-8-184086

Adressen von Ärzten und Zahnärzten mit ganzheitsmedizinischer und toxikologischer Erfahrung werden über die genannten Personen mitgeteilt. Die Praxis von Dr. Dr. habil. Max Daunderer befindet sich in der Weinstraße 11, D-80333 München (Tel.: 089-293232).

12.2 Labors mit Erfahrungen mit dem DMPS-Test

Drs. med. H.-W. Schiwara, I. v. Winterfeld, R. Pfanzelt, J. Kunz, H.D. Köster, Ärzte für Laboratoriumsmedizin, Haferwende 12, D-28857 Bremen (Postfach 103531, 28035 Bremen), Tel.: 0421-20720. Dr. med. W. Bieger, Laborarzt, Mittererstr. 3, D-80336 München (Tel.: 089-5141070).

12.3 Musterbrief an die Krankenkasse

Bei Ihrer Entgiftungstherapie sind durch die notwendige Konsultation von Ärzten und Zahnärzten Kosten entstanden, die privat liquidiert wurden. Sie haben in einem Schreiben an Ihre gesetzliche Krankenversicherung um Übernahme der Kosten gebeten; die entsprechenden Rechnungen hatten Sie beigelegt. Nachdem die Krankenversicherung die Übernahme dieser Kosten abgelehnt hat, da die Sach- und Dienstleistungen nicht von ihren Vertragspartnern (Kassenärzten) erbracht wurden, erheben Sie gegen diese Festlegung Einspruch. Das Schreiben an die Krankenversicherung könnte wie folgt aussehen, wobei die individuellen Bedingungen zu berücksichtigen wären:

Absender . . . . KV-Mitgliedsnummer etc.

An die . . . . . . Krankenkasse
(Anschrift)

Ihr Schreiben vom   Datum

Sehr geehrte Damen und Herren,

mit Ihrem oben genannten Schreiben lehnten Sie die Kostenerstattung entsprechend meiner beigelegten Rechnungen ab. Sie teilten mir mit, daß Sie nur eine Kostenbeteiligung von Sach- und Dienstleistungen akzeptieren, wenn diese von Ihren festgelegten Vertragspartnern erbracht werden.

Gegen diesen Bescheid erhebe ich *Einspruch* mit folgender Begründung:

Ihre Vertragspartner haben mir seit meiner Jugend und noch bis vor wenigen Jahren Amalgam eingesetzt. Auf mögliche Nebenwirkungen wurde nie verwiesen.

Mit der gegenwärtigen Diskussion über die Giftigkeit des Amalgams wurde mir auch durch die intensive Aufklärung der Beratungsstellen für Amalgamvergiftete bewußt, daß die geschilderten Symptome meine langjährigen, zunehmenden gesundheitlichen Beschwerden zutreffend beschreiben.

Die notwendigen Behandlungen konnte ich nicht bei Vertrags-Ärzten durchführen. Die Kassenärzte gaben an, daß ihnen auf diesem Gebiet keine Erfahrungen vorliegen. Die erforderliche qualifizierte Hilfe erhielt ich nur von Privat-Ärzten, die mir über die Beratungsstelle empfohlen wurden.

Die Behandlung begann mit der Entfernung sämtlicher Amalgame unter Anwendung von Schutzmaßnahmen (z.B. Kofferdam). Die Amalgamvergiftung wurde durch Speichel-(Kaugummi-) und Urin-Test nach Mobilisierung der Schwermetalldepots durch Komplexbildner nachgewiesen. Die jeweiligen Befunde habe ich Ihnen zugesandt.

Die Behandlung wurde mit weiterer Giftausleitung und mit dem Einsetzen von verträglichem Zahnersatz fortgesetzt. Auch für diese Behandlungen war kein Vertragsarzt zu finden, den ich sicher bevorzugt aufgesucht hätte. Bei diesen Ärzten bin ich nur auf Unkenntnis und Verwunderung gestoßen.

Ihre Weigerung, die Behandlungskosten zu übernehmen, entspricht nicht der zur Zeit herrschenden und in Bewegung geratenen Rechtslage. Hierzu einige Hinweise auf mir bekannte Urteile:

1. Bundessozialgericht Kassel, Az. 3RK 5/87: Die Krankenkasse darf die Übernahme der Kosten bei unüblichen Therapien nicht von vornherein ablehnen.

2. LSG NRW, Az. L-16-kr-121/83: Krankenkassen müssen die Kosten für die von ihnen nicht anerkannten Behandlungen mit Außenseitermethoden und Naturheilmitteln übernehmen, wenn der Patient die Wirkung nachweisen kann.
3. OLG Köln, Az. 27 U 69/89 vom 30.5.1990: Das OLG stellt fest, daß die Nichtgabe eines für diese Indikation noch nicht zugelassenen Medikamentes in einem Falle, in dem es nur helfen kann, strafbar ist. Das heißt, daß z.B. die Gabe von DMPS bei einer Schwermetallvergiftung juristisch vorgeschrieben ist.
4. Amtsgericht Flensburg, Urteil vom 14.6.1993 Az. 62 C 205/93: Wissenschaftlich, d.h. schulmedizinisch noch nicht anerkannte Heilbehandlungen führen nicht zur Versagung des Versicherungsschutzes.

Ich erwarte, daß Sie Ihre Ablehnung nochmals überdenken und mir die entstandenen Kosten, die sich insgesamt auf . . . DM belaufen, erstatten.

Sollten Sie Ihre ablehnende Begründung beibehalten, werde ich mich veranlaßt sehen, über das Sozialgericht die mir entstandenen Kosten einzuklagen.

In Erwartung Ihrer baldigen Stellungnahme verbleibe ich

mit freundlichen Grüßen

(Unterschrift)

Literatur

Altmann-Brewe, Jutta: Zeitbombe Amalgam. Ehrenwirth Verlag, München 1994.

Brühlmann-Jecklin, Erica: Amalgam-Report. Zytglogge Verlag, Bern 1990.

Daunderer, Max: Amalgam (Sonderdruck). ecomed-Verlag, Landsberg (Lech) 1995.

Daunderer, Max: Handbuch der Amalgamvergiftung. ecomed-Verlag, Landsberg (Lech) 1992.

Ebm, Ernst: Gift im Mund. Medizin & Neues Bewusstsein Verlag, Wessobrunn 1985.

Stichwortregister und Erläuterung medizinischer Begriffe

Wenn nach dem Stichwort keine weitere Erklärung gegeben ist, dann ist der Begriff im Text erläutert oder das Symptom wird in einer Krankengeschichte erwähnt. Begriffe, die bereits in der Gliederung erscheinen, werden nicht erneut registriert.